常见病针灸临床丛书

功能性胃肠病

总主编◎张建斌

主　编◎陆梦江

中国健康传媒集团

中国医药科技出版社

内容提要

本书系统阐述了针灸治疗功能性胃肠病的内涵。在中医学对本病的认识中，从病因病机、辨证分型等方面进行梳理及总结，同时概述了西医学中本病的概念、分类、流行病学资料及诊疗流程。在针灸临床方面，归纳本病的临床经验、诊治规律与疗效特点。针灸作用机制方面，从脑-肠互动、神经免疫连接、下丘脑-垂体-肾上腺轴应激等角度进行分析。最后概述儿童功能性胃肠病的防治经验，并总结本病患病人群的日常管理与护理措施。

本书适合针灸、中医临床医务人员、教育工作者及学生阅读使用，也可供中医学研究人员及爱好者参阅。

图书在版编目（CIP）数据

功能性胃肠病 / 陆梦江主编 .—北京：中国医药科技出版社，2023.7
（常见病针灸临床丛书）
ISBN 978-7-5214-3761-4

Ⅰ.①功… Ⅱ.①陆… Ⅲ.①功能性疾病 – 胃肠病 – 针灸疗法 Ⅳ.① R246.1

中国国家版本馆CIP数据核字（2023）第021631号

美术编辑　陈君杞
版式设计　南博文化

出版　**中国健康传媒集团** | 中国医药科技出版社
地址　北京市海淀区文慧园北路甲22号
邮编　100082
电话　发行：010-62227427　邮购：010-62236938
网址　www.cmstp.com
规格　710×1000mm $^1/_{16}$
印张　6
字数　108千字
版次　2023年7月第1版
印次　2023年7月第1次印刷
印刷　三河市万龙印装有限公司
经销　全国各地新华书店
书号　ISBN 978-7-5214-3761-4
定价　36.00 元

获取新书信息、投稿、为图书纠错，请扫码联系我们。

《常见病针灸临床丛书》
编委会

张国栋	张音	罗家麒	赵舒梅	张聪
赵舒梅	徐静	刘科辰	覃美相	蔡慧倩
张熙	林欣颖	潘珊娜	林媛媛	周娟娟
李琳慧	章甜	刘慧	刘金鹏	金传阳
李浩	陆露	叶菁菁	薛亮	胡光勇
王应越	王亮	朱金亚	周翔	赵峥睿
熊先亭	毕琴	马罕怿	强晟	朱德淳
贡妍婷	裴梦莹	赵瑞瑞	李乔乔	谢韬
罗楚	叶儒琳	王耀帅	朱世鹏	张新昌
李明	王玉娟	武九龙	黄伟	陈霞
彭延辉	郭林曳	秦公顺	曾玉娇	詹明明
李梦雪	武娟	赵协慧		

本书编委会

主　编　陆梦江

编　委　金传阳　李　浩

序

新时代、新视野、新起点

针灸是源自中国古代的一门系统学问：利用特定的工具，在人体体表特定部位进行施术，产生一定的效应，以达到防病治病的目的，并在长期的临床实践中，形成了独特的理论体系和学术框架。

《黄帝内经》时代，针灸理论构建逐渐完善，包括九针形制、操作和应用，脏腑经络和五体身形，溪谷骨空和气府明堂，疾病虚实和针灸补泻等。公元256~260年间，皇甫谧编撰《针灸甲乙经》，从基础到临床，系统整理了针灸学知识、理论和临床应用，构建了针灸学科体系。此后，针灸学术一直在自己固有的轨道上发展和进步。直到清末民初，伴随着西学东渐的逐渐深入，在东西方文化交互辉映和碰撞下，针灸学术的发展轨迹，已经呈现出多流并进、百花齐放的特点。尤其是20世纪70年代以来，针灸在世界各地的广泛传播，针灸学术更是进入了一个多元化发展的新时代。

当代针灸医学蓬勃发展，其学术视野也越来越宽广，无论是基础理论，还是临床应用，都是古代针灸学术所无法比拟的。当今的针灸学术，主要有以下几个特征。

1.广泛应用于世界各地。针灸在南北朝时期就已经传到周边的朝鲜、日本等，近几个世纪间断性地在欧洲也有零星传播，但是直到20世纪70年代初，才开始有了世界范围内的广泛传播。针灸的跨文化传播，在异域也出现了从学理到应用的不同理解和差异化变革。

2.工具先进，微创、无痛、数据化。针灸工具，古代有"九针"之说，当代不仅有"新九针"、揿针、杵针、浮针等新型针具，还有利用声电光磁等可量化物理参数的新型针灸器具，基于生物传感和人工智能的针灸器具也在孕育中。

3.技术进步，操作精细、精准化。针灸操作技术的应用和描述，相对于古代也有了长足的进步,"针灸技术操作规范"国家标准也陆续发布。尤其是在操作目标的部位和结构层次上更加精细、精准,在操作流程上也更加合理和规范,

4.迎接临床新问题和新挑战。与古代主要关注临床证候不同,当代针灸临床实践中还面临着诸多新问题、新挑战。大量基于临床医学病症分类和认知的疾病,在古代医籍文献中没有直接记载和描述,需要当代临床以"针灸学"视角重新再认识,如高血压病、高脂血症、糖尿病等;还有一些临床新问题,如围手术期诸症、抑郁症和焦虑症、免疫性疾病、戒断综合征等,需要在实践中探索。

5.临床疗效规律越来越清晰。自2005年有了第一份基于循证模式的针灸临床研究报告以来,近年来开展的针灸治疗便秘、压力性尿失禁、围绝经期综合征等临床多中心大样本研究,取得了较可靠的研究结果,在国内外产生了较大的影响。基于针灸临床特点的方法学研究也受到重视,并出现了专门团队和组织。

6.机制和原理逐渐清晰。尽管还不能完全从现代生命科学和生物医学的角度揭示针灸作用机制,但是随着经穴特异性、穴位敏化、穴位配伍等研究的深入,针灸作用的神经-内分泌-免疫网络调节机制也逐渐清晰。

应该说,针灸医学的内涵,需要在一个新起点上重新理解、重新诠释。当代针灸临床适用性不断扩大,诊治病种范围越来越宽泛,操作技术也越来越精准,临床疗效观察和评估也越来越严格,部分现代原理和机制逐渐阐明。因此,基于当代临床实践的回顾、思考和展望,更加显得迫切和需要。《常见病针灸临床丛书》,即是响应这一时代的需求。

在当今的话语体系下,选择针灸临床的常见病、多发病,梳理古今医家经验为借鉴,总结近现代临床实践和疗效规律,阐述必要的作用机制和原理,在针灸学术史上作一个短暂的思索,给未来一个更加广阔的空间,即是本丛书的初心。

张建斌

2023年6月

目录

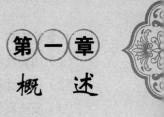

第一节　概念和分类、流行病学资料

一、概念

功能性胃肠病（Functional Gastrointestinal Disorders，FGIDs），又称肠–脑互动异常（Disorders of Gut–Brain Interaction），是消化系统最常见的疾病之一。罗马标准于1988年问世，一直在功能性消化不良（Functional Dyspepsia，FD）临床诊治过程中作为"金标准"。2016年，最新的罗马Ⅳ标准将功能性胃肠病定义为一组根据胃肠道症状分类的疾病，其症状产生与以下几点有关。

（1）胃肠动力紊乱。

（2）内脏高敏感。

（3）黏膜和免疫功能改变。

（4）肠道菌群改变。

（5）中枢神经处理功能异常。

目前，此定义最为大家理解接受。

二、分类

FGIDs的分类主要基于症状，并按照人体消化器官分布区域（食管、胃、胆道、肠道、肛门等）对症状进行分类，具体分类如下。

1.食管疾病

（1）功能性胸痛。

（2）功能性烧心。

（3）反流高敏感性。

（4）癔球症。

（5）功能性吞咽困难。

2.胃十二指肠疾病

（1）功能性消化不良（餐后不适综合征、上腹痛综合征）。

（2）嗳气（过度胃上嗳气、过度胃嗳气）。

（3）恶心和呕吐症（慢性恶心呕吐综合征、周期性呕吐综合征、大麻素剧吐综合征）。

（4）反刍综合征。

3.肠道疾病

（1）肠易激综合征（便秘型、腹泻型、混合型、不定型）。

（2）功能性便秘。

（3）功能性腹泻。

（4）功能性腹胀/腹部膨胀。

（5）非特异性功能性肠病。

（6）阿片类药物引起的便秘。

4.中枢介导的胃肠道疼痛病

（1）中枢介导的腹痛综合征。

（2）麻醉剂肠道综合征/阿片类药物引起的胃肠道痛觉过敏。

5.胆囊和Oddi括约肌（SO）疾病

（1）胆源性疼痛（胆囊功能障碍、胆管SO功能障碍）。

（2）胰管SO功能障碍。

6.肛门直肠疾病

（1）大便失禁。

（2）功能性肛门直肠疼痛（提肛肌综合征、非特异性功能性肛门直肠疼痛、痉挛性肛门直肠疼痛）。

（3）功能性排便障碍（排便推进力不足、不协调性排便）。

7.儿童功能性胃肠病（新生儿/婴幼儿）

（1）婴儿反胃。

（2）反刍综合征。

（3）周期性呕吐综合征。

（4）婴儿腹绞痛。

（5）功能性腹泻。

（6）婴儿排便困难。

（7）功能性便秘。

8.儿童功能性胃肠病（儿童/青少年）

（1）功能性恶心呕吐病（a.周期性呕吐综合征；b.功能性恶心和功能性呕吐，包括功能性恶心、功能性呕吐；c.反刍综合征；d.吞气症）。

（2）功能性腹痛病（a.功能性消化不良，包括餐后不适综合征、上腹痛综合征；b.肠易激综合征；c.腹型偏头痛；d.功能性腹痛综合征）。

（3）功能性排便障碍（功能性便秘、非潴留性大便失禁）。

三、流行病学

全球FGIDs的发病率与地域、时间、人群等因素有着密切的关系。随着现代社会人们生活方式的转换，科技和医疗水平都有明显的提升，国内外多项大样本流行病学研究资料、循证证据均表明，FGIDs的发病率在全球不同国家、地区均有逐年上升的趋势。

2012年一份荟萃分析指出，当前肠易激综合征（Irritable Bowel Syndrome，IBS）全球发病率为11.2%左右，欧美各国总的患病率为4.7%~25%，亚洲国家患病率为6.5%~10.1%。我国IBS发病率存在地域差异，通过对陕西铜川社区人群进行大样本的流行病学研究，共检出IBS患者1042例，其中男性发病率为14.6%，女性发病率为12.8%。多数流行病学研究未将功能性腹泻（Functional Diarrhea，FD）与腹泻型肠易激综合征（IBS-D）加以区分，因此，FD的确切发病率仍不可知。武汉市的一项样本量为3600人（成人）的胃肠疾病临床流行病学研究表明，FD在该地区的患病率为0.73%。据全球一项循证医学研究报道，便秘的平均发病率达16%。

在我国，一般人群功能性便秘（Functional Constipation，FC）患病率为6%，存在性别比例差异，且与年龄呈正相关。国内外针对功能性腹胀（Functionl

Abdominal Bloating，FAB）的流行病学调查研究较少。国内少数文章显示，在纳入研究的人群中约10%~30%受腹胀症状的影响，且以女性为主；16%的患者因腹胀就医，其中有43%的就医患者需采用药物缓解。Chang等调查台湾4275例普通人群，FGIDs的患病率为26.2%，其中功能性肠病（Functional Bowel Disease，FBD）最常见，发病率达8.9%。

总体而言，不同国家、地区患病率不同。在职业与疾病发生关联程度方面，有研究显示知识分子、商人、公务员等人群的发病率偏高，可能与职业压力较大有关。

第二节　发病机制

一、消化道的生理解剖

1.胃

胃是一个囊袋状的器官，是原始消化道前肠最膨大的部分，介于食管末端与十二指肠之间，因其管壁富有平滑肌，故有较大的伸缩力。胃的贲门、胃底、胃体大部分位于左季胁肋区，胃体的小部分、幽门部位于腹上区，但可因体位、呼吸和胃内容物的多少而有变化。直立体位时，除贲门外均可向下移动，胃大弯可降到脐或脐以下，幽门有时可降至第3腰椎水平。胃前壁右侧半为左半肝所覆盖，左侧半的上部被膈覆盖，胃底适对左膈穹，其余部分直接与腹前壁相接触，通常称此部为胃前壁的游离处，并可随呼吸上下移动。胃后壁隔网膜囊与胰、左肾上腺、左肾、脾、横结肠及其系膜等相毗邻，即所谓的"胃床"。

2.小肠

是消化道中最长的一段，上起自胃的幽门，下接盲肠，分为十二指肠、空肠和回肠3个部分。

（1）十二指肠：长25~30cm，呈"C"形，可分为4部分。上部：十二指肠球，该部位黏膜光滑，临床为十二指肠溃疡好发部位。降部：十二指肠大乳头，有胆总管和胰管的共同开口。水平部：又称下部。升部：十二指肠空肠曲被十二指肠悬肌（Treitz韧带）固定于腹后壁。

（2）空肠：空肠开始于十二指肠空肠曲，在横结肠系膜下区，依小肠系膜而盘曲于腹腔内，呈游离活动的肠襻，全长约2m。它由肠系膜上动脉的分支供应血流。空肠主要位于左上腹与脐部，但也可至腹腔的其他部位。空肠的黏膜有许多环形皱襞，隔着肠壁即可摸到这些皱襞。空肠肠腔较宽，壁较厚，肠系膜脂肪较少，血管网较清楚，血管弓较少，末端小直血管较少而长。空肠壁上的淋巴滤泡较少，称孤立淋巴滤泡。空肠末端与回肠相接。

（3）回肠：回肠全长3m左右，形态随着小肠由上而下的走向逐渐改变。回肠附着的系膜在右下腹后壁，因此它的位置大部分在下腹与盆腔内。随着小肠下行，肠管逐渐变细，肠壁逐渐变薄，其附着的肠系膜血管吻合弓变细、变密，数量多至3~4个，末端小直血管较多而短。肠系膜的脂肪积聚逐渐增多、变厚，血管网较为模糊。回肠的黏膜皱襞在小肠的下端逐渐减少，以至完全消失。回肠除有孤立淋巴滤泡外，在回肠壁的对系膜缘有丛集的淋巴滤泡，较多且形成片状，称集合淋巴滤泡，又称Peyer斑。回肠末端通过回盲瓣在右下腹与盲肠连接。

3.结肠

可分为升结肠、横结肠、降结肠及乙状结肠。

（1）升结肠：长12~20cm，即从回盲部以上至右结肠肝曲。升结肠外侧为右结肠旁沟，由侧腹膜反折而成，此沟向上连通肝周间隙，向下经右髂窝通入盆腔。

（2）横结肠：本段横行于腹腔，也可作为上下腹腔的分界线，即肝曲与脾曲之间，全长40~50cm，本段一般为腹膜完全包裹，所以方便活动。横结肠上与肝、胆、胃大弯相邻，下与小肠祥邻接。前面与腹前壁的腹膜相近，后面与十二指肠降部、胰体部、十二指肠空肠曲相邻接。

（3）降结肠：特点与升结肠大致相似，从左脾曲开始，下降至乙状结肠，全长25~30cm，其交接处相当于左髂棘水平。降结肠后面与腰方肌、左肾之间以腹内筋膜及肾周筋膜相隔；其内侧还有输尿管、腰大肌。升、降结肠后侧缺腹膜覆盖而成裸面。

（4）乙状结肠：始于左髂棘水平，止于第2或第3骶椎水平处，连接直肠，全长约40cm。乙状结肠后面与左侧髂内动静脉、腰大肌、输尿管相邻；当结肠充盈时前面可与腹前壁相接；外侧有闭孔神经、股神经、生殖股神经、股外侧皮神经和精索内动静脉。

4.直肠

始于乙状结肠，全长约12~15cm，位于小骨盆内，直肠后面是骶骨和尾骨，男性直肠前面有膀胱、前列腺、精囊等，女性前面有子宫和阴道，临床直肠指诊可触及前列腺或子宫、阴道等。直肠内面结构特点：主要有3条横行皱襞，呈半月状，有光泽，边缘锐利，较易辨认。最上方是上直肠皱襞，距肛门13cm，位于左侧壁；中直肠皱襞，距肛门11cm，位于右前壁；下直肠皱襞，距肛门8cm，位于左后侧壁。

二、消化道的生理功能

1.胃的生理功能

胃的生理功能主要为初步消化。胃的肌肉层很发达，胃的收缩能使食物与胃液混合。胃液的主要成分是胃蛋白酶、盐酸和黏液。食物在胃液的作用下成为食糜，其中的蛋白质在胃蛋白酶的作用下得到初步消化。食物从胃被送入小肠，这一过程医学上称之为排空。一般说来，食物在胃中4小时即可被排空。在胃中，蛋白质虽被初步消化，但其主要功能却是将胃内容物彻底混合，并作为贮存库，将食糜成批地定量输送至小肠。胃的吸收功能相对较差，因为它缺乏小肠绒毛型的吸收性黏膜。只有几种高度脂溶性的物质，如酒精和阿司匹林可在胃中被少量吸收。

2.小肠的生理功能

小肠的生理功能表现在消化、吸收、免疫等多个方面。

（1）消化：小肠是大多数化学消化发生的地方。许多在小肠中起作用的消化酶由胰腺和肝脏分泌，通过胰管进入小肠。来自胆囊的胰酶和胆汁响应于胆囊收缩素从而进入小肠，胆囊收缩素是由小肠黏膜细胞产生的一种多肽激素，在小肠中响应营养素而产生。分泌素是小肠中产生的另一种激素，它会对胰腺产生额外的影响，促进碳酸氢盐释放到十二指肠中，以中和来自胃的潜在有害酸。

小肠消化的三大类营养素，是蛋白质、脂类（脂肪）和碳水化合物。

蛋白质在吸收前被降解为小肽和氨基酸。化学分解在胃中开始并在小肠中持续。蛋白水解酶是水解蛋白质肽链的一类酶的总称，按其降解多肽的方式分成内肽酶和端肽酶两类。前者可把大分子量的多肽链从中间切断，形成分子量较小的朊和胨；后者又可分为羧肽酶和氨肽酶，它们分别从多肽的游离羧基末端或游离氨基末端逐一将肽链水解生成氨基酸。由胰腺分泌的内肽酶包括胰蛋白酶和胰凝乳蛋白酶，可将蛋白质切割成较小的肽。羧肽酶是一种胰腺刷状缘酶，一次可分裂一个氨基酸。

脂类（脂肪）在吸收前被降解为脂肪酸和甘油。胰脂肪酶将甘油三酯分解成游离脂肪酸和甘油单酯。胰脂肪酶在肝脏分泌的胆汁盐的帮助下起作用并储存在胆囊中。胆汁盐附着在甘油三酯上以帮助乳化，有助于胰脂肪酶发挥作用。该过程的发生是因为脂肪酶是水溶性的，但甘油三酯是疏水性的并且倾向于远离水样的肠环境。胆汁盐在水样环境中乳化甘油三酯，直到脂肪酶可以将它们分解成能够进入绒毛从而被吸收的较小组分。

碳水化合物在吸收前被降解成糖或单糖（例如葡萄糖）。胰淀粉酶将一些碳水化合物（特别是淀粉）分解成寡糖。其他碳水化合物通过小肠但未被消化，进入大肠并进一步通过肠道细菌进行处理，刷状缘酶在这一阶段开始发挥作用。起重要作用的刷状缘酶是糊精酶和葡糖淀粉酶，它们进一步分解寡糖。其他刷状缘酶还有麦芽糖酶、蔗糖酶和乳糖酶。一些成年人肠道中缺乏乳糖酶，所以乳糖（二糖）以及大多数多糖在小肠中不被消化。尽管一些碳水化合物由多个葡萄糖单元组成（例如纤维素），但在肠道中不被消化。这是因为纤维素由 β-葡萄糖组成，单糖间结合结构不同于淀粉，因淀粉由 α-葡萄糖组成，人类缺乏分解 β-葡萄糖键的酶，而这是在生物进化过程中保留给食草动物和大肠细菌的物质。

（2）吸收：被降解的营养素能够通过扩散或主动运输进入肠壁中的血管，从而被吸收。人体摄入的食物中大部分营养素是被小肠吸收的。小肠的内壁或黏膜衬有简单的柱状上皮组织。在结构上，黏膜被称为环形皱襞的皱纹或皱褶覆盖，被认为是器官壁中的永久性特征。而小肠的柱状上皮组织与皱褶不同，被认为是非永久性的或暂时的，因其会发生膨胀和收缩。来自环形皱襞的微观手指状组织称为绒毛（拉丁语意为"蓬松的头发"），单个柱状上皮细胞也具有称为微绒毛的指状突起。环形皱襞、绒毛和微绒毛的功能是增加可用于吸收营养的表面积。每个绒毛都有一个毛细血管和细小淋巴管网络，为靠近其表面的乳突。绒毛的上皮细胞将营养物（氨基酸、碳水化合物、乳酸和脂质），从肠腔输送到这些毛细血管中。吸收的物质通过血管运输到身体的不同器官，为人体所利用。未消化和未吸收的部分进入大肠。

（3）免疫：肠道菌群似乎对宿主的免疫系统有积极作用。Peyer 斑块位于小肠的回肠内，是消化道局部免疫系统的重要组成部分。它们是淋巴系统的一部分，为消化道中潜在有害细菌或其他微生物抗原提供一个位点，然后传达给免疫系统。

（4）基因和蛋白质表达：大约20000个蛋白质编码基因在人类细胞中表达，这些基因的70%在十二指肠中表达，约300个在十二指肠中更具特异性地表达，但在小肠中表达的基因非常少。相应的特定蛋白质在黏膜的腺细胞中表达，例如回肠脂肪酸结合蛋白FABP6。小肠中大多数更具特异性表达的基因也在十二指肠中表达，例如肠型脂肪酸结合蛋白FABP2和在Paneth细胞的分泌颗粒中表达的DEFA6蛋白。

3.大肠的生理功能

大肠的生理功能主要有吸收、传输和排便等。

（1）吸收：回肠每日将1000~2000ml的内容物排入结肠，其中90%是水份，结肠可吸收其中80%的水份和90%以上的Na^+、Cl^-等电解质。故正常时，每日排出的粪便中仅有100~200ml水份和少量电解质。结肠各部位的吸收能力不同，吸收功能以右半结肠为主，左半结肠主要起贮存粪便的作用。切除右半结肠后会出现暂时性腹泻，随之左半结肠会出现吸收功能的代偿，腹泻逐渐好转。结肠的吸收功能受多方面因素的影响，如激素、体液等。醛固酮可促进结肠对水和钠的吸收，而抗利尿激素则相反，会抑制结肠对水和钠的吸收。结肠的一些炎症性病变，如溃疡性结肠炎等，也会减少其对水钠的吸收。

（2）传输：结肠有3种运动形式，即顺蠕动、逆蠕动和集团蠕动。正常人结肠以恒定的速度将肠内容物向前传送，速度约5cm/h，进食后可达10cm/h。

（3）排便：排便是一种反射性运动，当粪便进入直肠时，使直肠膨胀，刺激耻骨直肠肌内的牵张感受器，发出的神经冲动由骶神经、盆内脏神经或腹下神经传导至延髓的排便中枢，排便中枢再发出神经冲动沿盆神经的副交感神经纤维传导至效应器，引起降结肠、乙状结肠和直肠收缩，肛门内外括约肌松弛，肛直角伸直，将粪便排出体外。

三、功能性胃肠病发病机制

（一）功能性消化不良

1.胃肠道运动功能障碍

胃肠道运动功能障碍是功能性消化不良（Functional Dyspepsia，FD）较为重要的发病机制之一，主要包括胃排空延迟和容受性舒张功能下降。正常人在空腹时，胃肠收缩活动具有一定的规律性和周期性，该周期性变化称为"消化

间期移行性复合运动"，通常在餐后1.5~2小时内出现。在这个期间胃内积聚
的消化液以及未被消化的固体食物会一起进入到十二指肠。消化间期该移行性
复合运动对幽门、十二指肠以及胆管运动的协调性都将起到较好的促进作用。
Kusano等研究发现，出现早饱和呕吐症状的患者大都存在胃排空延迟。胃容受
性的舒张指人体在吞咽食物过程中，食团对咽与食管处的感受器产生刺激作用，
经迷走神经反射，使近端胃舒张，以容纳食物。不少研究者采用恒压器、超声
成像、放射性核素等检查发现至少40%的FD患者存在胃容受性异常。

2. 内脏高敏感

消化道的内脏高敏感表现为胃肠黏膜和平滑肌对生理性刺激出现不适感，
对伤害性刺激呈现强烈反应，如机械性扩张的敏感性增高、酸的感觉阈值降
低、容量阈值降低。高敏感反应可能与餐后腹痛、嗳气、恶心、饱胀等消化不
良症状密切相关，但其具体机制不清。内脏高敏感既可发生在外周，又可存
在于脊髓和中枢神经系统。与功能性消化不良的上腹痛综合征（Epigastric Pain
Syndrome，EPS）相比，餐后不适综合征（PostprandiaI Distress Syndrome，PDS）
患者对机械扩张所致的内脏高敏感表现更为明显。FD患者饱腹时对机械扩张的
高敏感与进食相关症状严重程度的关联性较高。

3. 胃酸过多

抑酸治疗是FD常用的治疗方法，但胃酸与FD发病的关系尚不完全清楚。
与健康人相比，FD患者肠胃对酸的清除能力下降，十二指肠pH值更低，酸暴
露时间更长，十二指肠酸化可导致近端胃松弛，对扩张的敏感度增加并抑制胃
的容受性舒张功能，从而产生消化不良的症状。对健康人胃内注酸亦可引起消
化不良症状，而使用质子泵抑制剂（PPI）进行抑酸治疗可有效缓解FD患者的
症状。进一步的临床研究结果表明，多数FD患者胃酸水平与正常人并无差异，
甚至少部分患者胃酸水平低于正常人，抑酸治疗能使部分胃酸水平低于正常人
的FD患者受益，这提示FD存在与胃酸直接作用以外的其他发病机制。近年来
相关研究表明，胃酸参与FD发病可能还与增高酸敏感性、影响胃排空及十二指
肠酸暴露等因素有关。

4. 幽门螺杆菌感染

动物实验研究显示，慢性幽门螺杆菌（Helicobacter pylori，Hp）感染可诱
发胃和脊髓传出通路神经形态和功能的改变。Fock等人发现，FD患者更易发生
Hp感染，Hp可能通过影响胃部炎性反应、胃酸分泌、胃肠激素分泌等途径引

起FD症状，将Hp彻底根除可以有效改善FD患者的临床症状。FD患者的发病与多种因素相关，Hp感染只是其中之一，在发病中并不起到决定性作用。然而，也有部分学者认为，部分FD患者具有较严重的临床症状，但是并不伴有Hp感染，即使伴有Hp感染，在对其进行治疗后，FD的症状也未消失。因此，Hp感染与FD之间的关系有待于进一步研究。

5. 精神心理因素

与健康人相比，FD患者的焦虑、抑郁评分更高，经历的应激生活事件也更多、更严重。在伴有体重下降的FD患者中，焦虑、抑郁的比例更高。抗焦虑、抗抑郁治疗对部分FD患者的症状有显著的缓解作用。Koloski等研究显示焦虑是FD明显的、独立的预测因子。一项随机对照病例交叉试验显示联合抗抑郁及抗焦虑治疗有助于短期FD症状的缓解。Aro等使用罗马Ⅲ诊断标准对瑞典普通人群进行研究，探讨了精神心理因素与FD亚型的关系，相比于抑郁，焦虑与FD以及餐后不适综合征（Postprandial Distress Syndrome，PDS）亚型相关，但与上腹痛综合征（Epigastric Pain Syndrome，EPS）亚型无关。有研究显示FD患者的焦虑与胃容受性舒张功能受损显著相关，而应激生活事件的严重度与异常胃电活动相关。目前相关研究认为各种环境应激因子作用于大脑的应激反应系统，通过脑-肠轴的双向调节作用于胃肠道靶点，使胃肠道运动、感觉、分泌和免疫功能发生变化，两者相互作用、相互影响而表现为功能性胃肠病。

6. 脑肠肽

脑肠肽是分布于胃肠道和神经系统的肽类物质，包括胃肠激素、胃肠神经肽、神经肽。它直接参与调节胃肠道的感觉和运动功能，如控制食欲，调节胃肠动力及体重，并参与中枢神经系统调节胃肠道功能的过程。目前发现的脑肠肽达60多种，与FD相关、在调节胃肠动力、控制食欲等方面研究较多的有胃动素（Motilin）、饥饿素（Ghrelin）、肥胖抑制素（Obestatin）等；调节情绪方面研究较多的为神经肽S受体1（NPSR1）。

（二）肠易激综合征

1. 脑-肠互动紊乱

脑-肠互动紊乱是肠易激综合征（Irritable Bowel Syndrome，IBS）重要的发病机制，脑-肠互动通路包括"脑-肠通路"和"肠-脑通路"，涉及炎症、免疫、菌群、上皮通透性等方面。

（1）脑-肠通路：流行病学研究发现生活早期负面事件，如创伤、被虐待等可增加IBS发病风险。心理治疗及抗精神病药物治疗可有效改善患病症状。Aizawa等针对不伴焦虑、抑郁的IBS患者进行威斯康星卡片分类测验（Wisconsin Card Sorting Test，WCST），并以事件相关脑功能磁共振成像（MRI）技术评价其认知功能，发现IBS患者表现为更多的持续性错误和维持完整分类困难，在分类转换的错误反馈时，右侧海马及背外侧前额叶皮质活动减退，而左侧岛叶皮质活动增强，表明不伴焦虑、抑郁的IBS患者同样存在中枢功能的改变，这使他们对应激更敏感。这些证据佐证了"IBS是大脑功能异常引起的肠道疾病"这一机制。

（2）肠-脑通路：近年来的一项前瞻性研究提供了新的证据，该研究中约有半数患者先出现胃肠道症状，后发生精神心理障碍，表明肠道紊乱可能是精神心理障碍的潜在病因。另一项研究中约有40%的IBS患者发病后继发心理障碍。炎症性肠病（Inflammatory Bowel Disease，IBD）患者经抗肿瘤坏死因子治疗后，脑功能MRI显示内脏敏感性显著改善，且健康信念、自我归因趋于积极态度，这从侧面证实肠道的炎症可改变大脑对信息的处理。此外，肠道炎症、细胞因子以及肠道菌群的变化均可改变中枢功能，从而参与IBS发病的"肠-脑通路"。

2.饮食因素

IBS症状常经食物诱发，既往研究认为非可溶性纤维素可加重IBS症状，但其具体机制一直未能揭示。近年来随着研究的深入，该领域逐渐成为一个热点。可发酵的寡糖、双糖、单糖及多元醇（fermentable oligosaccharides，disaccharides，monosaccharides and polyols；FODMAP）由于其可发酵性及渗透作用，能够引起或加重IBS症状。一方面，FODMAP经菌群发酵会产生大量的气体，引起腹胀、腹痛；另一方面，其在肠腔形成的高渗状态会导致腹泻。此外，高FODMAP食物还可作为一种益生元，促进有害菌的生长，发生变化的肠道菌群与FODMAP继续发生作用，形成的中间产物可影响肠道干细胞的基因克隆以及子代分化，使肠道内分泌细胞（如酪酪肽、生长抑素细胞）密集度减少，从而导致肠道动力、分泌和敏感性异常，最终形成IBS。

3.遗传因素

一些学者发现IBS患者有家族聚集倾向。对IBS双胞胎患者进行研究发现，同卵双胞胎患者较异卵双胞胎患者具有更高的发病一致性，表明遗传因素参与IBS发病。钠电压门控通道α亚基5（SCN5A）基因是在IBS中最早发现的突变位点。一项纳入49例患者的小样本研究显示，伴有中重度腹痛的IBS患者表现为SCN5A的错义突变。

4.感染

肠道感染也是IBS的发病诱因之一。动物实验研究发现，化学诱导的黏膜炎症的严重程度与内脏高敏感的程度相关；其次心理应激可加重炎症引起的内脏高敏感。在此基础上，Wouters等通过队列研究发现感染后肠易激综合征（Post-Infectious Irritable Bowel Syndrome，PI-IBS）的危险因素。研究对象为18620例暴露在污染水源的人群，水源中含有肠道病原体如蓝氏贾第鞭毛虫、诺瓦克病毒等，随访1年发现原先伴有焦虑的年轻个体发生IBS的风险增加，发病前焦虑积分与分泌白细胞介素-2（IL-2）的CD4+T细胞比例呈负相关，且PI-IBS患者的Th2细胞比例增加。

5.菌群失调

IBS患者存在肠道菌群失调。一项病例对照研究纳入14例IBS-C患者和12例匹配的健康对照者，发现IBS-C患者的粪便乳酸盐、乳酸盐代谢产物和耗氢细菌明显减少，体外试验发现IBS-C患者的肠道菌群能产生更多的硫化物、氢，以及更少的丁酸盐。另一项大样本的研究比较114例IBS患者和33例健康对照者，发现IBS患者结肠pH值较健康对照者显著下降（6.8：7.3，P=0.042），表明IBS患者结肠存在大量微生物发酵。

微生物发酵不仅会产生H_2、CO_2等气体，还会产生丁酸、丙酸等短链脂肪酸。短链脂肪酸是导致肠道pH值下降的一个重要因素。微生物发酵增加，短链脂肪酸产量也随之增加。既往研究发现，短链脂肪酸可通过刺激5-羟色胺（5-HT）的肠道释放，启动结肠高振幅收缩，加速肠转运和运动，这也是IBS肠道动力异常的机制之一。

6.胆汁酸代谢紊乱

胆汁酸由肝脏合成分泌，从十二指肠排入肠道，95%经小肠重吸收入肝，即"肝-肠循环"。胆汁酸不仅在脂类物质的消化吸收过程中具有重要作用，而且对肠道维持正常功能有一定帮助作用。当胆汁酸分泌过多时，运送到结肠的胆汁酸增多，同时伴有胆汁酸重吸收减少。研究表明，超过25%的腹泻型肠易激综合征（IBS-D）患者伴有胆汁酸吸收障碍，分泌过多加上重吸收减少，导致结肠中的胆汁酸含量大量增加，加重了促分泌和促肠运动功能，导致结肠蠕动增快，从而引起腹泻。由于大部分胆汁酸会随粪便排出体外，体内反馈机制会促进胆汁酸的分泌，从而形成恶性循环。

7.肠道炎症及免疫激活

大量研究证实，部分IBS患者存在肠道低度炎症。一些研究还发现，在IBS患者的肠神经纤维周围存在促炎细胞因子和肥大细胞聚集、增多。这些炎症多为非感染性，可能与免疫激活相关。Liebregts等研究发现，肠道黏膜细胞因子增多与外周血单核细胞释放促炎因子增加相关，尤其是IBS-D患者。此外，他们还发现细胞因子的浓度与患者心理障碍之间存在相关性，如外周肿瘤坏死因子浓度与医院焦虑抑郁量表（Hospital Anxiety and Depression Scale，HADS）评分呈正相关。Ohman等发现，从IBS患者的血液中分离出的B淋巴细胞增殖活跃，表现为细胞表面免疫球蛋白G、共刺激分子CD80和CD86表达增加，这些免疫激活被认为具有肠道特异性。

8.上皮完整性受损

肠道上皮作为一层机械屏障，对维持肠道正常功能具有重要意义。上皮完整性受损可使肠道分泌、动力功能异常。对于上皮完整性的研究，最直接的方法是在激光共聚焦显微内镜下实时观察，Fritscher-Ravens等发现暴露在不耐受的食物抗原5分钟后，十二指肠上皮内淋巴细胞数量增加，上皮间隙形成，绒毛间隙增宽。上皮完整性受损可能与上皮紧密连接蛋白改变有关，如Bertiaux-Vandaële等研究发现IBS患者肠道上皮紧密连接蛋白分泌较健康者减少，肥大细胞脱颗粒、释放类胰蛋白酶可能是介导紧密连接蛋白分泌下降的原因。

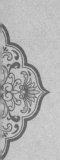

第二章
中医学对功能性胃肠病的认识

一、概述

FGIDs临床症状与特征，属于中医学脾胃疾病的范畴。目前暂无与之相对应的病名，可根据症状将其归属到中医学的"痞满""胃脘痛""反胃""呃逆""泄泻""便秘""滞下""腹痛"及"噫气"等病证范畴，同时与"郁证"也有一定联系。其病位在脾、胃、小肠、大肠，与肝、肾等相关。

中医对胃肠道有很系统的认识，如在《灵枢·肠胃》中就有对于消化系统的描述：

"谷所从出入浅深远近长短之度：唇至齿长九分，口广二寸半；齿以后至会厌，深三寸半，大容五合。舌重十两，长七寸，广二寸半。咽门重十两，广一寸半。至胃长一尺六寸。胃纡曲屈，伸之，长二尺六寸，大一尺五寸，径五寸，大容三斗五升。小肠后附脊，左环回周迭积，其注于回肠者，外附于脐上。回运环十六曲，大二寸半，径八分分之少半，长三丈二尺。回肠当脐，左环回周叶积而下，回运环反十六曲，大四寸，径一寸寸之少半，长二丈一尺。广肠传脊，以受回肠，左环叶积上下，辟大八寸，径二寸寸之大半，长二尺八寸。肠胃所入至所出，长六丈四寸四分，回曲环反，三十二曲也。"（《灵枢·肠胃》）

这里依据水谷进入人体，分别经过唇、齿、会厌、胃、小肠、回肠、广肠的传入、消化、吸收、传化而出的过程，将消化道各段的大小长短进行描述。为后世医家客观分析和描述胃肠道疾病提供了解剖学依据。

《难经·四十四难》还用"七冲门"来描述全消化道（图1）：

"唇为飞门，齿为户门，会厌为吸门，胃为贲
门，太仓下口为幽门，大肠小肠会为阑门，下极为魄
门，故曰七冲门也。"（《难经·四十四难》）

因此，古代文献通过测量消化道各部分的具体
长度、形状、重量，详细描述了消化道的解剖学特
征。同时将消化道分成不同的节段，以中口的唇、
齿为起点，到消化道，最后以胃、小肠、大肠为终
点，清楚地呈现了人体摄入的食物所经过的消化道全
路径。将全消化道进行整体和分段认识，都见于《黄
帝内经》，因此也有"脾胃大小肠，皆属于胃"（《灵
枢·本输》）的论述。

此外，古代医家还依据"内脏有疾应于体表"，
认识到脾、胃、大小肠的气血都可以输注于背部的
背俞穴、腹部的募穴以及下肢的原穴、合穴、下合穴等。

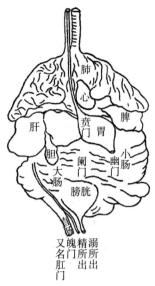

图1　"七冲门"示意图

二、病因病机

古代对消化道解剖学的认识为理解胃肠疾病的病因病机奠定了基础。

中医学认为，食物经口摄入后，先后依靠胃的受纳腐熟、脾的运化转输、
小肠的受盛化物和分清泌浊、大肠的传导糟粕功能来完成对食物的消化吸收，
进而化生为人体所必需的水谷精微和气血津液，从中还需要肝的疏泄功能和肾
的温煦功能来帮助进行。各脏腑之间相互为用，形成协调统一的整体，其中任
何一个脏腑功能失调，都有可能产生腹痛、便秘、泄泻、痞满等脾胃病。

因此，本病病位主要在脾、胃、大肠、小肠，并涉及肝、肾。FGIDs常见
病因主要有脏腑亏虚、外感六淫、饮食不节、劳逸过度、情志内伤等，多种因
素综合作用损伤脾胃，导致脾胃功能受损，其中最根本的病因为脏腑亏虚所致
的脾胃虚弱。

随着当前生活水平的提高，人们的饮食结构发生了很大的变化，因饮食
偏嗜、过食肥甘厚味伤及脾胃的人越来越多。现代人又面临着巨大的压力，生
活工作节奏都非常快，很多人的身体处在亚健康的状态。同时，自古专指自然
气候变化的外邪，现在也产生了变化。现代社会中一些不良的生活方式，如夏
天喜凉依赖空调、嗜食冰镇食物，都会损伤脾胃。这一系列的现代问题导致

FGIDs的发病逐渐增多。本病病机关键在于脾胃气机升降失调。正常情况下脾升清阳，胃降浊阴，脾升胃降的协调统一维持着人体气机调畅和五脏六腑功能的正常运行。脾胃升降失常，则胃肠发生病变。

三、辨证分型

关于功能性胃肠病的中医辨证分型，正在不断探索和逐渐完善中。目前，我国已经建立功能性胃肠病的中医辨证分型和诊治标准，包括功能性消化不良和肠易激综合征。

1.功能性消化不良

《功能性消化不良中西医结合诊疗共识意见（2017年）》将FD分成脾虚气滞证、肝胃不和证、脾胃湿热证、脾胃虚寒证、寒热错杂证等5个证型。

（1）脾虚气滞证

主症：①脘腹痞闷或胀痛；②食少纳呆。

次症：①面色萎黄；②嗳气；③疲乏无力；④大便稀溏。

舌脉：舌质淡，苔薄白；脉细弦。

证型确定：具备主症2项加次症1项，或主症第1项加次症2项。

（2）肝胃不和证

主症：①胃脘痞满；②两胁窜痛，情志不遂易诱发或加重。

次症：①嗳气；②口干口苦；③烧心泛酸；④急躁易怒。

舌脉：舌质红，苔白；脉弦或弦细。

证型确定：具备主症2项加次症1项，或主症第1项加次症2项。

（3）脾胃湿热证

主症：①脘腹痞满或疼痛；②食少纳呆。

次症：①头身困重；②口苦口黏；③大便不爽而滞；④小便短黄。

舌脉：舌质红，苔黄厚腻；脉滑。

证型确定：具备主症2项加次症1项，或主症第1项加次症2项。

（4）脾胃虚寒证

主症：①胃寒隐痛或痞满；②喜温喜按。

次症：①泛吐清水；②食少纳呆；③神疲倦怠；④手足不温；⑤大便溏薄。

舌脉：舌质淡，苔白；脉细弱。

证型确定：具备主症2项加次症1项，或主症第1项加次症2项。

（5）寒热错杂证

主症：①胃脘痞满或疼痛；②胃脘嘈杂不适；③胃脘喜温怕冷。

次症：①嗳气；②胃脘灼热；③口干口苦；④大便稀溏。

舌脉：舌质淡，苔黄；脉弦细或弦滑。

证型确定：具备主症2项加次症1项，或主症第1项加次症2项。

FD临床常可2种证型同现，如肝胃不和并脾胃虚弱，可称为脾虚气滞证；以上证型也可以兼夹食积、痰湿或血瘀，临证当以辨主症为主。

2.肠易激综合征

《肠易激综合征中医诊疗专家共识意见（2017）》将IBS–D分为肝郁脾虚证、脾虚湿盛证、脾肾阳虚证、脾胃湿热证、寒热错杂证等5个证型，将IBS–C分为肝郁气滞证、胃肠积热证、阴虚肠燥证、脾肾阳虚证、肺脾气虚证等5个证型。

（1）IBS–D

1）肝郁脾虚证

主症：①腹痛即泻，泻后痛减；②急躁易怒。

次症：①两胁胀满；②纳呆；③身倦乏力。

舌脉：舌淡胖，也可有齿痕，苔薄白；脉弦细。

证候诊断：主症2项，加次症2项，参考舌脉，即可诊断。

2）脾虚湿盛证

主症：①大便溏泄；②腹痛隐隐。

次症：①劳累或受凉后发作或加重；②神疲倦怠；③纳呆。

舌脉：舌淡，边可有齿痕，苔白腻；脉虚弱。

证候诊断：主症2项，加次症2项，参考舌脉，即可诊断。

3）脾肾阳虚证

主症：①腹痛即泻，多晨起时发作；②腹部冷痛，得温痛减。

次症：①腰膝酸软；②不思饮食；③形寒肢冷。

舌脉：舌淡胖，苔白滑；脉沉细。

证候诊断：主症2项，加次症2项，参考舌脉，即可诊断。

4）脾胃湿热证

主症：①腹中隐痛；②泻下急迫或不爽；③大便臭秽。

次症：①脘闷不舒；②口干不欲饮，或口苦，或口臭；③肛门灼热。

舌脉：舌红，苔黄腻；脉濡数或滑数。

证候诊断：主症数项，加次症数项，参考舌脉，即可诊断。

5）寒热错杂证

主症：①大便时溏时泄；②便前腹痛，得便减轻；③腹胀或肠鸣。

次症：①口苦或口臭；②畏寒，受凉则发。

舌脉：舌质淡，苔薄黄；脉弦细或弦滑。

（2）IBS-C

1）肝郁气滞证

主症：①排便不畅；②腹痛或腹胀。

次症：①胸闷不舒；②嗳气频作；③两胁胀痛。

舌脉：舌暗红；脉弦。

证候诊断：主症2项，加次症2项，参考舌脉，即可诊断。

2）胃肠积热证

主症：①排便艰难，数日一行；②便如羊粪，外裹黏液；③少腹或胀或痛。

次症：①口干或口臭；②头晕或头胀；③形体消瘦。

舌脉：舌质红，苔黄少津；脉细数。

证候诊断：主症2项，加次症2项，参考舌脉，即可诊断。

3）阴虚肠燥证

主症：①大便硬结难下，便如羊粪；②少腹疼痛或按之胀痛。

次症：①口干；②少津。

舌脉：舌红，苔少根黄；脉弱。

证候诊断：主症2项，加次症2项，参考舌脉，即可诊断。

4）脾肾阳虚证

主症：①大便干或不干，排出困难；②腹中冷痛，得热则减。

次症：①小便清长；②四肢不温；③面色㿠白。

舌脉：舌淡苔白；脉沉迟。

证候诊断：主症2项，加次症2项，参考舌脉，即可诊断。

5）肺脾气虚证

主症：①大便并不干硬，虽有便意，但排便困难；②便前腹痛。

次症：①神疲气怯；②懒言；③便后乏力。

舌脉：舌淡苔白；脉弱。

证候诊断：主症2项，加次症2项，参考舌脉，即可诊断。

3.其他

（1）功能性便秘：徐等人辨证分型治疗功能性便秘（Functional Constipation,

FC）患者45例，根据患者年龄、体质、伴随症状及舌脉的不同，辨为虚秘、实秘两大证型，其中虚秘又进一步分为阴虚秘、阳虚秘、气虚秘3类，实秘又进一步分为气秘、热秘两类；于金源等从肝论治慢性功能性便秘，辨证分为肝气郁结证、肝郁化火证、肝胆湿热证、肝气亏虚证、肝阳不足证、肝血不足证、肝阴亏虚证等7种证型。

（2）功能性腹胀：岳沛芬认为功能性腹胀（Functional Bloating，FB）临床可分成肝脾不和、肝胃不和、脾胃虚弱3个主要证型；崔羽对功能性腹胀进行研究，按符思教授经验将本病分为肝郁气滞、脾胃湿热、脾虚湿阻、脾肾阳虚4个证型。

4.经脉病候与经络辨证

在十二经脉中，足太阴脾经的经脉病候与功能性胃肠病症状较符合。

"是动则病，舌本强，食则呕，胃脘痛，腹胀，善噫，得后与气则快然如衰，身体皆重。"（《灵枢·经脉》）

其包含了呕吐、腹胀、身重等症状（图2），因此，功能性胃肠病的经脉辨证可为足太阴脾经病候，治疗可取太白、公孙、三阴交等穴。

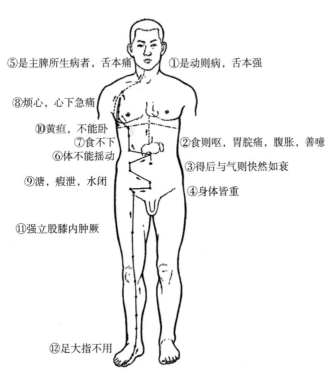

图2　足太阴脾经经脉循行和病候关系示意图

值得注意的是，功能性胃肠病常合并有情志变化，包括焦虑、抑郁等情绪障碍，还伴发多种躯体症状，在十二经脉中足阳明胃经的经脉病候与其相符合。

"是动则病，洒洒振寒，善呻，数欠，颜黑。病至则恶人与火，闻木声则惕然而惊，心欲动，独闭户塞牖而处，甚则欲上高而歌，弃衣而走，贲响腹胀，是谓骭厥……气盛则身以前皆热，其有余于胃，则消谷善饥，溺色黄。气不足则身以前皆寒栗，胃中寒则胀满。"（《灵枢·经脉》）

足阳明胃经的经脉病候中描述的多种情志不遂症状，在功能性胃肠病中不容忽视。

总体而言，目前临床上关于功能性胃肠病的辨证分型主要有脾虚气滞、肝胃不和、脾胃虚寒、脾胃湿热、寒热错杂等证型，尚缺少针对功能性胃肠病的中医诊断标准、准确的辨证分型，而经脉辨证包括足太阴脾经及足阳明胃经的经脉病候。

2016年罗马Ⅳ标准推出，开启了全球功能性胃肠病研究的新理念。罗马Ⅳ对于个别疾病（如IBS）诊断标准的修改，虽然可能不完全适合中国患者，但罗马Ⅳ委员会并未强调停止使用罗马Ⅲ诊断标准，建议读者根据临床实践和科研的不同目的，灵活选择使用不同的罗马诊断标准。

以下是功能性胃肠病的罗马Ⅳ诊断标准，值得注意的是，临床诊断需先通过传统方法排除器质性疾病，在排除诊断后根据相关症状与罗马Ⅳ诊断标准进行对照，最终给出合理诊断。

一、食管疾病

1.功能性胸痛

诊断标准：必须包括以下所有条件。

（1）胸骨后疼痛或不适。

（2）无烧心和吞咽困难等与食管相关的症状。

（3）无胃食管反流或嗜酸性粒细胞性食管炎导致该症状的诊断依据。

（4）无主要的食管动力障碍性疾病。

2.功能性烧心

诊断标准：必须包括以下所有条件。

（1）胸骨后烧灼样不适或疼痛。

（2）经优化抑酸治疗后症状无减轻。

（3）无胃食管反流或嗜酸性粒细胞性食管炎导致该症状的诊断依据。

（4）无主要的食管动力障碍性疾病。

3.反流高敏感

诊断标准：必须包括以下所有条件。

（1）胸骨后症状，包括烧心和胸痛。

（2）内镜检查正常，无嗜酸性粒细胞性食管炎导致该症状的诊断依据。

（3）无主要的食管动力障碍性疾病。

（4）有反流事件诱发症状的诊断依据，但pH或pH–阻抗监测显示食管酸暴露正常。

4.癔球症

诊断标准：必须包括以下所有条件。

（1）持续性或间断性的、非疼痛性的咽喉部哽咽感或异物感，体格检查、喉镜或内镜检查未发现结构性病变（感觉在餐间出现，无吞咽困难或吞咽疼痛，食管近端无胃黏膜异位）。

（2）无胃食管反流或嗜酸性粒细胞性食管炎导致该症状的诊断依据。

（3）无主要的食管动力障碍性疾病。

5.功能性吞咽困难

诊断必须包括以下所有条件。

（1）固体和（或）液体食物通过食管时有黏附、滞留或通过异常的感觉。

（2）无食管黏膜或结构异常导致该症状的诊断依据。

（3）无胃食管反流或嗜酸性粒细胞性食管炎导致该症状的诊断依据。

（4）无主要的食管动力障碍性疾病。

二、胃十二指肠疾病

（一）功能性消化不良

1.餐后不适综合征

诊断标准：必须包括以下1项或2项，且至少每周发作3天。

（1）餐后饱胀不适（以致影响日常活动）。

（2）早饱不适感（以致不能完成平常餐量的进食），常规检查（包括胃镜检查）未发现可解释上述症状的器质性、系统性或代谢性疾病的诊断依据。

支持诊断条件：

（1）也可存在餐后中上腹疼痛、烧灼感、胀气，过度嗳气和恶心。

（2）呕吐要考虑其他病症。

（3）烧心虽不是消化不良的症状，但常与本病并存。

（4）如症状在排便或排气后减轻，通常不应将其考虑为消化不良。

（5）其他个别消化症状或症状群（如胃食管反流病和肠易激综合征症状）可与餐后不适综合征并存。

2.上腹痛综合征

诊断标准：必须包括以下1项或2项，且至少每周发作1天。

（1）中上腹疼痛（以致影响日常活动）。

（2）中上腹烧灼不适（以致影响日常活动），常规检查（包括胃镜检查）未发现可解释上述症状的器质性、系统性或代谢性疾病的诊断依据。

支持诊断条件：

（1）疼痛可因进餐诱发或缓解，也可发生在空腹时。

（2）也可存在餐后中上腹胀气、嗳气和恶心。

（3）持续性呕吐提示可能为其他病症。

（4）烧心虽不是消化不良的症状，但常与本病并存。

（5）疼痛性质不符合胆囊或Oddi括约肌功能障碍的诊断标准。

（6）如症状在排便或排气后减轻，通常不应将其考虑为消化不良。

（7）其他消化症状（如胃食管反流病和肠易激综合征症状）可与餐后不适综合征并存。

（二）嗳气症

诊断标准：不适性的嗳气（以致影响日常活动），源自食管或胃，症状存在时间超过每周3天。嗳气症包括过度胃上嗳气（源自食管）、过度胃嗳气（源自胃）。

支持诊断条件：

（1）若嗳气频繁、反复，支持胃上嗳气。

（2）胃嗳气尚无明确的临床关联。

（3）必要时需要进行腔内阻抗检测来区分胃上嗳气和胃嗳气。

（三）恶心和呕吐症

1.慢性恶心呕吐综合征

诊断标准：必须包括以下所有条件。

（1）令人不适的恶心（以致影响日常生活），至少每周发作1天，和（或）

每周呕吐发作1次或多次。

（2）不包括自行诱发的呕吐、进食障碍、反食或反刍。

（3）常规检查（包括胃镜检查）未发现可解释上述症状的器质性、系统性或代谢性疾病的诊断依据。

2.周期性呕吐综合征

诊断标准：必须包括以下所有条件。

（1）有固定模式的发作性呕吐，呈急性发作，持续时间少于1周。

（2）最近1年内间断发作3次，近6个月至少发作2次、间隔至少1周。

（3）发作间歇期无呕吐，但可以存在其他的轻微症状。有偏头痛史或偏头痛家族史可支持诊断。

3.大麻素剧吐综合征

诊断标准：必须包括以下所有条件。

（1）固定模式的呕吐发作，在发作形式、时间和频率上与周期性呕吐综合征类似。

（2）在长时间吸食大麻后发病。

（3）在坚持戒断吸食大麻后，呕吐发作减轻。如果有不良淋浴行为（例如长时间用热水泡澡或淋浴）可支持诊断。

4.反刍综合征

诊断标准：必须包括以下所有条件。

（1）持续或反复发作地将刚咽下的食物返入口腔中，继之吐出或在咀嚼后咽下。

（2）反刍之前无干呕。

支持诊断条件：

（1）极易反刍，发作之前通常无恶心。

（2）反出物含有可辨认的食物，无异味。

（3）反出物变酸味后发作趋于停止。

三、肠道疾病

1.肠易激综合征

诊断标准：反复发作的腹痛，近3个月内平均发作至少每周1天，伴有以下2项或2项以上。

（1）与排便有关。

（2）伴有排便频率的改变。

（3）伴有粪便性状（外观）改变。

亚型诊断标准：基于粪便性状（图3）判断主导的排便习惯，至少有1次排便不正常的天数。

（1）便秘型肠易激综合征：>1/4（25%）的排便为粪便性状1型或2型，且<1/4（25%）的排便为粪便性状6型或7型。

（2）腹泻型肠易激综合征：>1/4（25%）的排便为粪便性状6型或7型，且<1/4（25%）的排便为粪便性状1型或2型。

（3）混合型肠易激综合征：>1/4（25%）的排便为粪便性状1型或2型，且>1/4（25%）的排便为粪便性状6型或7型。

（4）不定型肠易激综合征：患者符合肠易激综合征的诊断标准，但其排便习惯无法准确归入以上3型中的任何一型，故称之为不定型。

2.功能性便秘

诊断标准：

（1）必须包括下列2项或2项以上。

①25%以上的排便感到费力。

②25%以上的排便为干球粪或硬粪。

③25%以上的排便有不尽感。

④25%以上的排便有肛门直肠梗阻/阻塞感。

⑤25%以上的排便需要手法辅助。

⑥每周自发排便少于3次。

（2）不用泻剂时很少出现稀粪。

（3）不符合肠易激综合征的诊断标准。

3.功能性腹泻

诊断标准：25%以上的排便为松散粪或水样粪，且不伴有明显的腹痛或腹胀不适。

4.功能性腹胀/腹部膨胀

诊断标准必须包括下列2项：

（1）反复出现腹胀和（或）腹部膨胀，平均至少为每周1日，腹胀和（或）腹部膨胀较其他症状突出。

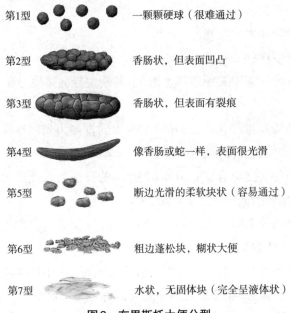

第1型　　　　　　　　一颗颗硬球（很难通过）

第2型　　　　　　　　香肠状，但表面凹凸

第3型　　　　　　　　香肠状，但表面有裂痕

第4型　　　　　　　　像香肠或蛇一样，表面很光滑

第5型　　　　　　　　断边光滑的柔软块状（容易通过）

第6型　　　　　　　　粗边蓬松块，糊状大便

第7型　　　　　　　　水状，无固体块（完全呈液体状）

图3　布里斯托大便分型

（2）不符合肠易激综合征、功能性便秘、功能性腹泻或餐后不适综合征的诊断标准。

5.非特异性功能性肠病

诊断标准：

（1）肠道症状不能归咎于器质性疾病。

（2）不符合肠易激综合征、功能性便秘、功能性腹泻、功能性腹胀/腹部膨胀的诊断标准。

6.阿片引起的便秘

诊断标准：

（1）在开始使用阿片、改变剂型或增加剂量过程中新出现的或加重的便秘症状，且必须包括下列2项或2项以上。

①25%以上的排便感到费力。

②25%以上的排便为干球粪或硬粪。

③25%以上的排便有不尽感。

④25%以上的排便有肛门直肠梗阻/阻塞感。

⑤25%以上的排便需要手法辅助。

⑥每周自发排便少于3次。

（2）不使用泻剂时很少出现稀粪。

四、中枢介导的胃肠道疼痛病

1.中枢介导的腹痛综合征

诊断标准：必须包括下列所有条件。

（1）持续或近乎持续的腹痛。

（2）与生理行为（如进餐、排便或月经）无关或偶尔有关。

（3）疼痛使日常活动的某些方面受限。

（4）疼痛不是伪装的。

（5）腹痛不能用其他的结构性疾病、功能性胃肠病或其他的疾病情况来解释。

2.麻醉剂肠道综合征/阿片引起的胃肠道痛觉过敏

诊断标准：必须包括下列所有条件。

（1）慢性或频繁出现的腹痛，急性大剂量或长期使用麻醉剂治疗。

（2）疼痛的性质和强度不能用目前或此前诊断的胃肠疾病来解释。

（3）具备以下2项或2项以上。

①沿用或逐渐加大麻醉剂的用量，疼痛不能完全缓解，甚至加重。

②减少麻醉剂用量时，疼痛明显加重。

③加至原剂量时疼痛改善。

④疼痛发作频率、持续时间和严重程度进行性加重。

五、胆囊和Oddi括约肌疾病

（一）胆源性疼痛

诊断标准：疼痛位于中上腹和（或）右上腹，并符合以下所有条件。

（1）疼痛逐渐加重至稳定水平，持续30分钟或更长时间。

（2）发作间歇期不等。

（3）疼痛程度以致影响患者的日常活动或迫使患者前往急诊就医。

（4）与排便的相关性不明显（<20%）。

支持诊断条件：疼痛可伴有以下表现。

（1）恶心和呕吐。

（2）放射至背部和（或）右肩胛下区。

（3）半夜痛醒。

1.胆囊功能障碍

诊断标准：必须包括以下2项。

（1）符合胆源性疼痛的诊断标准。

（2）无胆囊结石或其他结构性疾病。

支持诊断条件：

（1）胆囊核素显像显示胆囊排空指数低。

（2）肝酶、结合胆红素和淀粉酶/脂肪酶正常。

2.胆管Oddi括约肌功能障碍

诊断标准：必须包括以下所有条件。

（1）符合胆源性疼痛的诊断标准。

（2）肝酶升高或胆管扩张，但非同时存在。

（3）无胆管结石或其他结构性异常。

支持诊断条件：

（1）淀粉酶/脂肪酶正常。

（2）Oddi括约肌压力测定异常。

（3）肝胆核素显像异常。

（二）胰管Oddi括约肌功能障碍

诊断标准：必须包括以下所有条件。

（1）有记录的反复发作的胰腺炎，表现为典型疼痛伴淀粉酶或脂肪酶升高，大于正常值的3倍和（或）具有急性胰腺炎的影像学诊断依据。

（2）排除了其他病因的胰腺炎。

（3）超声内镜检查阴性。

（4）括约肌压力测定异常。

六、肛门直肠疾病

（一）大便失禁

诊断标准：患者年龄至少4岁，反复发生不能控制的粪质排出。

（二）功能性肛门直肠疼痛

1.肛提肌综合征

诊断标准：必须包括以下所有条件。

（1）慢性或反复性直肠疼痛或隐痛。

（2）发作持续30分钟或更长时间。

（3）向后牵拉耻骨直肠肌时有触痛。

（4）排除其他原因导致的直肠疼痛，如缺血、炎症性肠病、肌间脓肿、肛裂、血栓性痔、前列腺炎、尾骨痛和明显的盆底结构性改变。

2.非特异性功能性肛门直肠疼痛

诊断标准：符合肛提肌综合征的症状诊断标准，向后牵拉耻骨直肠肌时无触痛。

3.痉挛性肛门直肠疼痛

诊断标准：必须包括以下所有条件。

（1）反复发作的位于直肠部的疼痛，与排便无关。

（2）发作持续数秒至数分钟，最长时间30分钟。

（3）发作间歇期无肛门直肠疼痛。

（4）排除其他原因导致的直肠疼痛，如缺血、炎症性肠病、肌间脓肿、肛裂、血栓性痔、前列腺炎、尾骨痛和明显的盆底结构性改变。

（三）功能性排便障碍

诊断标准：必须符合以下所有条件。

（1）患者必须符合功能性便秘和（或）便秘型肠易激综合征的诊断标准。

（2）在反复试图排便过程中，经以下3项检查中的2项证实有特征性排出功能下降：①球囊逼出试验异常；②压力测定或肛周体表肌电图检查显示肛门直肠排便模式异常；③影像学检查显示直肠排空能力下降。

1.排便推进力不足

诊断标准：压力测定显示直肠推进力不足，伴或不伴肛门括约肌和（或）盆底肌不协调性收缩。

2.不协调性排便

诊断标准：肛周体表肌电图或压力测定显示在试图排便过程中，盆底不协调性收缩，但有足够的推进力。

七、儿童功能性胃肠病：新生儿/婴幼儿

1.婴儿反胃

诊断标准：3周~12月龄其他方面健康的婴儿，必须包括以下2项。

（1）反胃每日2次或更多次，持续至少3周。

（2）无干呕、呕血、吸入性肺炎、睡眠呼吸暂停、发育障碍、喂养或吞咽困难及异常体态。

2.反刍综合征

诊断标准：必须包括以下所有条件，且至少持续2个月。

（1）腹肌、膈肌和舌肌的反复收缩。

（2）不费力地将胃内容物返入口腔，或吐出，或再咀嚼后咽下。

（3）具备以下3项或3项以上。

①发病年龄在3~8月龄。

②按胃食管反流病和反胃治疗无效。

③不伴有痛苦的征象。

④睡眠中和与周围人交流时不发生反刍。

3.周期性呕吐综合征

诊断标准：必须包括以下所有条件。

（1）6个月内有2次或2次以上阵发性持续性呕吐，伴或不伴干呕，持续数小时至数日。

（2）每位患儿有固定的发作模式。

（3）发作间隔数周至数月，发作间期可恢复至基线健康状态。

4.婴儿腹绞痛

诊断标准：以临床为目的，必须包括以下所有条件。

（1）症状开始和停止时婴儿小于5月龄。

（2）婴儿无明显诱因反复出现长时间哭闹、烦躁、易激惹，看护人无法预防发作或安抚婴儿。

（3）无生长发育受限、发热或其他疾病的诊断依据。

5.功能性腹泻

诊断标准：必须包括以下所有条件。

（1）反复出现无痛性排便，每日4次或4次以上，为大量不成形粪便。

（2）症状持续4周以上。

（3）发病年龄在6~60月龄。

（4）若热量摄入足够，不会引起生长发育障碍。

6.婴儿排便困难

诊断标准：小于9月龄的婴儿，必须包括以下所有条件。

（1）在排便不成功或成功排出软便之前，排便用力和哭闹至少10分钟。

（2）无其他健康问题。

7.功能性便秘

诊断标准：小于4岁的婴幼儿，在1个月内必须包括至少以下2项。

（1）排便次数为每周2次或更少。

（2）有粪便过度潴留史。

（3）有排便疼痛或排干硬粪便史。

（4）有排粗大粪便史。

（5）直肠中存在大团粪块。

对学会如厕排便的儿童，可采用以下额外标准。

（1）在学会如厕排便后，至少每周1次出现大便失禁。

（2）有排粗大粪便史，甚至可造成厕所堵塞。

八、儿童功能性胃肠病：儿童/青少年

（一）功能性恶心和呕吐病

1.周期性呕吐综合征

诊断标准：必须包括以下所有条件。

（1）6个月内有2次及以上剧烈的持续恶心和阵发性呕吐，持续数小时至数日。

（2）每位患者有固定的发作模式。

（3）发作间隔数周至数月，发作间期可恢复至基线健康状态。

（4）经适度的评估，症状不能归咎于其他疾病情况。

2.功能性恶心

诊断标准：必须包括以下所有条件。

（1）以令人不适的恶心为主要症状，出现至少每周2次，通常与进食无关。

（2）不总是伴随呕吐。

（3）经适度的评估，恶心不能完全用其他疾病情况来解释。

3.功能性呕吐

诊断标准：必须包括以下所有条件。

（1）呕吐发作平均每周1次或更多。

（2）无自行诱发的呕吐，不符合进食障碍或反刍的诊断标准。

（3）经适度的评估，呕吐不能完全用其他疾病情况来解释。

4.反刍综合征

诊断标准：必须包括以下所有条件。

（1）反复反刍，再咀嚼或吐出，且为进食后即发生，睡眠中无症状。

（2）反刍前无干呕。

（3）经适度的评估，症状不能完全用其他疾病情况来解释；应排除进食障碍。

5.吞气症

诊断标准：必须包括以下所有条件。

（1）过度的吞气动作。

（2）由于胃肠道气体增加导致腹部膨胀，白天明显。

（3）反复嗳气和（或）排气增加。

（4）经适度评估，症状不能完全用其他疾病情况来解释。

（二）功能性腹痛病

1.功能性消化不良

诊断标准：

（1）诊断前症状出现至少2个月，必须包括以下令人不适症状中的1项或多项，至少每月4次。

①餐后饱胀。

②早饱感。

③上腹痛或烧灼感，与排便无关。

④经适度评估，症状不能完全用其他疾病情况来解释。

支持诊断条件：

（1）烧灼样疼痛，但不出现在胸骨后的部位。

（2）常因进餐诱发或缓解，但也可发生在空腹时。

餐后不适综合征，包括餐后饱胀不适或早饱感，以致不能完成平常餐量的进食。支持诊断的条件有上腹胀气、餐后恶心或过度嗳气。

上腹痛综合征，包括以下所有条件：令人不适（以致影响正常活动）的中上腹疼痛或烧灼感，疼痛不广泛，也不放射至腹部其他区域或胸部，在排便或排气后无减轻。

2.肠易激综合征

诊断标准：必须包括以下所有条件。

（1）腹部疼痛至少每月4次，伴有以下1项或多项。

①与排便有关。

②排便频率的改变。

③粪便性状的改变。

（2）在有腹痛和便秘的患儿中，便秘缓解后腹痛无减轻（疼痛随便秘减轻的患儿属于功能性便秘，而非肠易激综合征）。

（3）经过适度的评估，症状不能完全用其他疾病情况来解释。

3.腹型偏头痛

诊断标准：发作至少2次，且必须包括以下所有条件。

（1）急性发作性剧烈的脐周、腹中线或弥漫性疼痛，持续1小时或更长时间（指最重且令人痛苦的症状）。

（2）发作间隔数周至数月。

（3）疼痛影响正常活动，甚至使患儿丧失活动能力。

（4）每位患儿有固定的发作模式和症状。

（5）疼痛可伴随以下2种或多种症状（厌食、恶心、呕吐、头痛、畏光、面色苍白）。

（6）经适度的评估，症状不能完全用其他疾病情况来解释。

4.功能性腹痛-非其他特指

诊断标准：发作至少每月4次，必须包括以下所有条件。

（1）发作性或者持续性腹痛，不只是在生理情况下发作（如进食、月经期）。

（2）不符合肠易激综合征、功能性消化不良或腹型偏头痛的诊断标准。

（3）经适度的评估，症状不能完全用其他疾病情况来解释。

（三）功能性排便障碍

1.功能性便秘

诊断标准：

必须包括以下2项或2项以上，症状出现至少每周1次，持续至少1个月，不符合肠易激综合征的诊断标准。

（1）儿童年龄至少4岁，排便次数为每周2次或更少。

（2）大便失禁至少每周1次。

（3）有粪便潴留的被动姿势或过度忍受粪便潴留的病史。

（4）有排便疼痛或排干硬粪便的病史。

（5）直肠中存在大团粪块。

（6）有排粗大粪便史，甚至可造成厕所堵塞。

（7）经适度的评估，症状不能完全用其他疾病情况来解释。

2.非潴留性大便失禁

诊断标准：儿童年龄至少4岁，病史至少1个月，必须包括以下所有条件。

（1）在不适当的公共场所排便。

（2）无粪便潴留的证据。

（3）经适度的评估，大便失禁不能完全用其他疾病情况来解释。

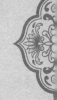

第四章
针灸治疗功能性胃肠病的临床经验

第一节　古代经验

古代医籍中并未记载功能性胃肠病的病名，而多见对胃肠道症状的描述，包括呃逆、呕吐、反胃、膜胀、腹痛、泄泻以及大便不通等。其中，上消化道症状包括呃逆、呕吐、反胃以及膜胀，多与脾胃虚弱、肝气犯胃相关，治以疏肝健脾；下消化道症状包括腹痛、泄泻，多与脾虚、寒气客于肠胃相关，治以补脾散寒，升阳止泻。以下列举了与功能性胃肠病相关的古代针灸治疗经验。

一、呃逆

（一）呃逆针灸诊治处方

1.膏肓穴灸法

取穴须令患者就床平坐，曲膝齐胸，以两手围其足膝，使胛骨开离，勿令动摇，以指按四椎微下一分，五椎微上二分，点墨记之，即以墨平画相去六寸许，四肋三间，胛骨之里，肋间空处，容侧指许，摩膂肉之表，筋骨空处，按之患者觉牵引胸户中手指痹，即真穴也。灸至百壮、千壮，灸后觉气壅盛，可灸气海及足三里，泻火实下。灸后令人阳盛，当稍息以自保养，不可纵欲。(《医学入门》)

2.两乳灸法

两乳二穴，在乳头下一指许，与乳头相直，骨间陷中……艾炷如小麦大，治呃逆，立止。灸三壮，不止者不可治。(《针灸逢源》)

3.其他

呃逆服药无效，灸中脘、膻中、期门，必效。(《医学纲目》)

（二）呃逆针灸诊治医案

呃逆案

娄东，吴大令梅顿先生弟也。丁未夏，归自燕台，炎风烈日不无感受，崔苻不靖，不无警恐。舟中兼有当夕者，至中途疲惫殊甚，急棹抵吴门。或谓憔悴之体，竟应投补。沈见脉数未平，气口独盛，以为虚中有实热，初用薷、芩等剂，溯其源也。继用劫利等剂，导其流也。宿垢既除，旋培元气，元气渐复，行且勿药矣。因设酬劳之宴，劳倦备甚，其夕，神昏肢倦，俄而发呃。沈曰：劳复发呃，当施温补无疑，第虚气上逆，其势方张，恐汤未能即降，须艾藿佐之为妙。一友于期门穴一壮即缓，三壮全除，调补而瘳。(魏之琇《续名医类案》)

按语 呃逆为气从胃中上逆，喉间频频作声，声音急而短促，该症状归属于功能性胃肠病中的胃十二指肠疾病，涉及消化不良和嗳气症。本病多由于饮食不当、情志不遂等病因所致，考虑病机为脾虚及肝失疏泄，选取肝之募穴期门，从肝治胃，疏肝理气，和胃降逆。因劳倦所致呃逆多见虚证，治以灸法。

二、呕吐

（一）呕吐针灸诊治处方

1.表里相配法

足太阴脾经配足阳明胃经，相为表里，八穴从大指侧起，呕吐取隐白二穴。(《针灸神书·足太阴脾经配合四十九法》)

2.八脉交会法

膈气呕吐食难消，针其内关与公孙，照海穴中宜补泻，进食降气便开荣。(《针灸神书·八法歌病源呼吸补泻六十五法》)

3.单穴治疗法

阳明二日寻风府，呕吐还须上脘疗。(《针灸大成·席弘赋（针灸大全）》)

呕吐当先求膈俞，胁痛肝俞目瞖除。(《扁鹊神应针灸玉龙经·针灸歌》)

4.灸中魁穴法

中魁二穴在中指第二节尖上，主五噎、吞酸、呕吐，灸五壮，吹火自灭。(《针灸集成·别穴》)

5. 辨伤寒灸厥阴法

表邪传里，里气上逆，则为呕吐。口中和，脉微涩弱，皆灸厥阴。《脉经》《千金翼》林氏本曰：灸厥阴五十壮。(《针灸聚英》)

6. 督脉治疗法

膈俞二穴，在第七椎下两旁各一寸半陷者中，灸五壮。主咳逆，呕吐，膈上寒，食饮不下，胁腹满，胃弱食少，嗜卧怠惰，不欲动身。

意舍二穴，在第九椎下，两旁各三寸陷者中，正坐阔肩取之。灸七壮。主胸胁胀满，背痛，恶寒，饮食不下，呕吐不留住也。(《黄帝明堂灸经》)

7. 其他

呕吐中脘、内关并针，三阴交留针，神效。(《勉学堂针灸集成》)

（二）呕吐针灸诊治医案

案1

一人粥食汤药皆吐不停，灸手间使，用同身寸法，三十壮。若四肢厥，脉沉绝不至者，灸之便通，此起死之法。(《名医案类》)

案2

表邪传里，里气上逆，则为呕吐。口中和，脉微涩弱，皆灸厥阴。《脉经》《千金翼》林氏本曰：灸厥阴五十壮。(《针灸聚英》)

按语 呕吐为表邪传里、胃气上逆，多与情志不遂、肝失条达、肝气犯胃有关。古代医家注重调神，常取手厥阴心包经，手腕部间使穴。从穴位主治来看，间使穴在古代文献中的相关主治中呕吐为多。治疗方法以灸法为主，相比于艾灸治疗呃逆，其治疗灸量较大。

三、反胃

（一）反胃针灸诊治处方

1. 针任脉灸督脉法

大抵翻（反）胃之症，未有不由膈噎而起也，其病皆因忧愁、愤怒、思虑、郁结，痰饮滞于胸膈之间，使气道噎塞也，针中脘、上脘、下脘，灸膈俞、脾俞、膏肓。(《针灸学纲要》)

2. 灸家治法

反胃者，饮食能入，入而反出，故曰反胃。良由脾胃阳虚，运行失职，不能熟腐水谷，变化精微，朝食暮吐，暮食朝吐。即王太仆云：食入反出，是无火也。法当灸中脘、下脘，兼灸膈俞。若未效者，再灸脾俞、胃俞，甚则灸足三里。(《灸法秘传》)

3.八法流注

中满不快，翻胃吐食，中脘一穴、太白二穴、中魁二穴。(《针灸大全·窦文真公八法流注》)

4.其他

脾家之症有多般，反胃吐食两证看。黄疸亦须腕骨灸，针着中脘病自安。(《针灸大成·玉龙歌》)

（二）反胃针灸诊治医案

有老妇人患反胃，饮食至晚即吐出，见其气绕脐而转。予为点水分、气海并夹脐边两穴，既归，只灸水分、气海即愈，神效。(《针灸资生经》)

按语　《金匮要略》中有"趺阳脉浮而涩，浮则为虚，涩则伤脾，脾伤则不磨，朝食暮吐，暮食朝吐，宿谷不化，名曰胃反"。因此胃反多由于脾胃损伤，完谷不化所致。王执中采用灸法治疗，取水分、气海两穴，温阳补脾，和胃降逆。

四、膜胀

（一）膜胀针灸诊治处方

1.取督脉穴法

胃中寒胀，食多身体羸瘦，腹中满而鸣，腹膜，风厥，胸胁支满，呕吐，脊急痛，筋挛，食不下，胃俞主之。(《针灸甲乙经》)

2.掐六筋法

手六筋，从大指边，向里数也。

第五：白筋，乃浊阴属金，以应肺与大肠，主微凉，外通两鼻孔；反则胸膈胀满，脑昏生痰，却在界后掐之。(《针灸大成·六筋》)

（二）膜胀针灸诊治医案

范郎中夫人，中统五年八月二十日，先因劳役饮食失节，加之忧思气结，病心腹胀满，且食则呕，暮不能食，两

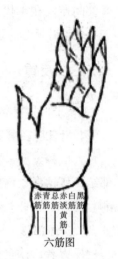

图4　手六筋示意图

胁刺痛，诊其脉弦而细。《黄帝针经》五乱篇云：清气在阴，浊气在阳，乱于胸中，是以大悗。《内经》曰：清气在下，则生飧泄，浊气在上，则生腹胀。此阴阳返（反）作病之逆从也。至夜，浊阴之气，当降而不降，腹胀尤甚。又云：脏寒生满病。大抵阳主运化精微，聚而不散，故为胀满。先灸中脘穴，乃胃之募，引胃中生发之气上行，次以此方助之。（《卫生宝鉴》）

按语　腹胀为胸膈胀满之义。《素问·阴阳应象大论》中曰："浊气在上，则生腹胀。"明代张景岳《类经》中曰："浊阴主降，阴滞于上而不能降，故为腹胀。"因此该病多由脾失健运，消化不良，气机阻滞所致。文中患者因饮食失节，忧思气结，其脉弦而细，为肝气犯胃之象，其浊气上逆而发为腹胀。中脘穴为胃之募穴，灸中脘有升清降浊之效。

五、腹痛

（一）腹痛针灸诊治处方

1.刺委中法

有实有虚，寒热燥屎旧积，按之不痛为虚，痛为实，合灸，不灸，令病人冷结，久而弥困，气冲心而死，刺括委中穴。（《针灸聚英》）

2.辨病取穴法

腹痛者，有因虚，因实，因伤寒，因痰火，因食积，因死血者，宜参考。针刺选用章门、中脘、天枢、承山、三阴交、阿是等穴，艾灸选用天枢、京门、足三里等穴，大敦点刺出血。一方以帛包盐，熨脐小腹，是又良法也。（《针灸学纲要》）

（二）腹痛针灸诊治医案

案1

予旧苦脐中疼，则欲溏泻，常以手中指按之少止。或正泻下，亦按之，则不疼。他日灸脐中，遂不疼矣，后又尝溏利不已，灸之则止。凡脐疼者，宜灸神阙。有老妪大肠中常若里急后重，甚苦之，自言"我必无痊日，此奇疾也"。为按其大肠俞疼甚，令归灸之而愈。（《针灸资生经》）

案2

赵运使夫人，年五十八岁，于至元甲戌三月中，病脐腹冷痛，相引胁下痛不可忍，反复闷乱，不得安卧，予以当归四逆汤主之，先灸中庭穴，数服而愈。

（《卫生宝鉴》）

案3

罗谦甫治江淮漕运使崔君长子，年二十五，体丰肥，奉养膏粱，时有热证。因食凉物，服寒药，至元庚辰秋，久疟不愈。医用砒霜截药，新汲水送下，禁食热物，疟不止，反加吐利，腹痛肠鸣，时复胃脘当心而痛，屡医罔效。延至次年四月，因劳役烦恼，前证大作。罗诊之，脉弦细而微，手足稍冷，面色青黄不泽，情思不乐，恶人烦冗，食少，微饱则心下痞闷，呕吐酸水，发作疼痛，冷汗时出，气促，闷乱不安，须人额相抵而坐。《内经》云：上气不足，头为之苦倾；中气不足，溲便为之变，肠为之苦鸣；下气不足，则为痿厥心悗。又曰：寒气客于胃肠之间，则卒然而痛，得炅乃已。炅者，热也，非甘辛大热之剂则不能愈。为制扶阳助胃汤，炮干姜一钱五分，人参、草豆蔻、炙草、官桂、白芍各一钱，陈皮、白术、吴茱萸、益智仁各五分，炮熟附子二钱，姜、枣煎。服三帖，大势皆去，痛减过半。至秋先灸中脘三七壮，以助胃气，次灸气海百余壮，生发元气，滋荣百脉，以还少丹服之，则善饮食，添肌肉。明年春，灸三里二七壮，乃胃之合穴也，亦助胃气，又引气下行。春以芳香助脾，育气汤加白檀香，戒以惩忿窒欲，慎言节食，一年而平复。（《古今医案按》）

按语 腹痛若以脐周冷痛为主，伴随溏泻等症状，多与寒气客于肠胃有关。治疗方法多以灸法为主，选取腹部穴位治疗，包括中庭、中脘、神阙以及气海。在《针灸资生经》中采用以痛为腧的方法选取痛处的大肠俞。综合来看，腹痛治疗以局部取穴为主。

六、泄泻

（一）泄泻针灸诊治处方

1.灸家治法

泄泻有五，乃脾虚、肾虚、湿寒、湿热、食积也，脾虚则食少便频，肾虚则五更作泻，湿寒则便溏溺白，湿热则下利肠垢，食泻则吞酸嗳腐，在医家当分而治，在灸家先取天枢，其次会阳之穴。（《灸法秘传·应灸七十症》）

2.腹部灸法

大便不禁，病亦惫矣，神阙、石门、丹田、屈骨端等，皆是穴处，宜速灸

之。(《针灸资生经》)

3.配穴疗法

泄泻之症，只因脾胃饥寒，饮食过度，或为风寒暑湿所伤，皆令泄泻，针关元、石门、三里，灸天枢。(《针灸学纲要》)

(二) 泄泻针灸诊治医案

案1

一人患暴注，因忧思伤脾也。服金液丹、霹雳汤不效，盖伤之深耳。灸命关二百壮，小便始长，服草神丹而愈。(《扁鹊心书》)

案2

旧传有人年老而颜如童子者，盖每岁以鼠粪灸脐中一壮故也。予尝久患溏利，一夕灸三七灸，则次日不如厕所，连数夕灸，则数日不如厕，足见经言主泄利不止之验也。(《针灸资生经》)

案3

黄子厚者，江西人也，精医术。邻郡一富翁，病泄泻弥年，礼致子厚诊疗，浃旬莫效。子厚曰：予未得其说，求归。一日读易，至乾卦天行健，朱子有曰：天之气运转不息，故阁得地在中间，如人弄碗殊，只运动不住，故在空中不遂，少有息则坠矣。因悟向者富翁之病，乃气不能举，为下脱也。又作字，持水滴吸水，初以大指按滴上窍，则水满筒，放其按则水下溜无余，乃豁悟曰：吾可治翁证矣。即治装往，以艾灸百会穴，三四十壮，泄泻止矣。(《古今医案按》)

案4

脾泻之症治无他，天枢二穴刺休瘥，此是五脏脾虚症，艾火多添病不加。(《针灸大成·玉龙歌》)

按语 泄泻多与脾虚相关，以重灸补虚为主，甚则上百壮。取穴有命关、神阙、天枢等胸腹部穴位，而长期泄泻应加百会穴以升阳气。

七、大便不通

(一) 便秘针灸诊治处方

对症取穴法

大钟、中髎、石门、承山、太冲、中脘、太溪、承筋，主大便难。昆仑主不得大便，肓俞主大便干，腹中切痛。石关主大便闭塞，气结，心坚满。承山、太溪治大便难,大钟、石关治大便秘涩,肓俞治大便燥。中注治小腹有热,大便坚燥不利,太白治腰痛,大便难,太冲治足寒,大便难,石关、膀胱俞疗腹痛,大便难。大便难,灸七椎旁各一寸七壮,又承筋三壮。大便不通,大敦四壮。大便闭塞,气结,心坚满,石门百壮。腹中有积,大便秘,巴豆肉为饼,置脐中,灸三壮即通,神效。(《针灸资生经》)

(二)便秘针灸诊治医案

大便闭塞不能通,照海分明在足中,更取支沟来泻动,始知妙穴有奇功。(《甄氏针灸经》)

按语 大便不通以支沟、照海配合治疗,为经验取穴。《类经图翼》云:"凡三焦相火炽盛,及大便不通,胁肋疼痛者,俱宜支沟泻之"。《灵枢·杂病》云:"腹满,大便不利,腹大,亦上走胸嗌,喘息喝喝然,取足少阴。"照海可滋肾经之水,增液行舟,以达通调大便的目的。

八、小结

古代医案中针对上、下消化道疾病分为两种诊疗思路,上消化道症状包括呃逆、呕吐、反胃、膜胀,下消化道症状包括腹痛、泄泻及大便不通。上消化道疾病病机多为胃气上逆,肝气不舒或横犯于胃,从而引起多种胃脘部的不适症状,治疗选取肝之期门,腹部的水分、中脘等穴,以灸法为主,灸量为几十壮左右。下消化道多由寒气客于肠胃,脾胃虚弱,治疗选取腹部局部穴位为主,重灸至上百壮。

古代的针灸处方取穴简而精,甚至为单穴治疗,选穴大多分布于腹部、腰背及肘膝关节以下等部位,多用灸法。

第二节　近现代经验

根据罗马Ⅳ标准,功能性胃肠病包括食管疾病、胃十二指肠疾病、肠道疾病、中枢介导的胃肠道疼痛病、胆囊和Oddi括约肌疾病、肛门直肠疾病等。目前针灸疗法的经验多集中于胃与十二指肠疾病和肠道疾病,从辨证选穴到治疗方法的选择,针对不同的功能性胃肠病,针灸疗法衍生出了多种治疗原则和方法。

一、胃与十二指肠疾病

胃与十二指肠疾病细分为3类，包括功能性消化不良、恶心和呕吐症以及嗳气症。针灸疗法对以上3种疾病均有较多的临床诊疗经验，现以典型案例的形式对3种疾病进行归类分析。

（一）功能性消化不良

1.健脾和胃治疗功能性消化不良典型案例

张某，男，35岁。1956年春起胃部发胀，得食更甚，晚上胃脘作胀，隐隐作痛，寐寤不宁，继而头部疼痛，眼目昏花，腰脊酸楚，身体虚胖，肢软乏力，腹中饱闷，不觉饥饿，如是十年许。以捻转补法针刺脾俞、胃俞、中脘、上脘和足三里等穴，留针10分钟。1次针治后食欲大增，时觉饥饿，原来一日三餐很勉强，针后一日五餐，头痛得止，精神充沛，眼目明亮，腰脊酸楚亦除。（陆瘦燕医案）

按语　患者证系脾胃虚弱，运化失司，水谷难以输布，因此应以补脾和胃为治疗原则，以捻转补法针刺脾俞、胃俞、中脘、上脘和足三里穴。在治疗时间上，由于患者久病，考虑其体虚不耐受的情况故减少了留针时间，也可增加灸法以增强疗效。许红兵治疗脾虚型功能性消化不良也采用脾俞、胃俞、中脘和足三里等穴，并且在足三里及中脘施用隔姜灸法。

2.疏肝和胃治疗功能性消化不良典型案例

（1）王某，女，30岁，职员，2004年8月30日初诊。由于工作压力、心情不舒致胃脘部胀痛近月余。症见胃脘胀痛拒按，伴有胸胁胀满，善太息，纳少，时有吞酸，大便不畅，舌苔薄白，脉弦。此为肝气横犯胃腑之胃痛。治以疏肝理气，和胃止痛之法。取双侧太冲和内关，施以泻法，每次行针3分钟，留针30分钟。针1次后胀痛即减，3次而愈。（盛灿若医案）

（2）谢某，男，28岁。去年起上腹及右胁肋部隐痛，饥饿时尤甚，泛酸，腹部胀气，寐象不酣，常多梦魇。平时有饮食不节及工作紧张史。情绪不安时，病情更甚，食欲、体重俱见减退。切之上腹部有轻度压痛、喜按。脉弦细，舌苔薄白，根腻。取内关（−）、足三里（＋）、公孙（−）、太冲（−）、脾俞（＋）、期门（−），施以提插捻转补泻法，（−）为泻法，（＋）为补法。二、三诊：上腹部隐痛逐渐轻减。取穴、手法同上。四诊：昨晚胃脘部又见轻痛、泛酸，巨阙部有轻度压痛。胃气未和,肝木尚盛,再宗前法加减。取内关(-)、足三里(+)、梁门(-)、行间(-)、中都(-),手法同前。末诊:病情大减,脉象转和,胃纳已香。此木火渐平,胃气来复。乃辍治,嘱善自调理。(陆瘦燕医案)

按语 通过四诊辨证,其为肝气犯胃,治法当以疏肝理气,和胃止痛,因此医者以泻法针太冲穴疏肝,内关穴和胃。另有医者陈海军选取中脘、足三里、内关为主穴,配以太冲、期门治疗肝胃不和型的功能性消化不良患者,取得了良好效果。肝气郁滞多表现为胁肋部疼痛,多伴有情绪不畅,该类功能性消化不良患者多应从肝治胃,抑木扶土,疏肝和胃。

3.疏肝健脾治疗功能性消化不良典型病案

川某,男,45岁,干部。患者食后嗳气打嗝、胸腹部有不舒畅感,大便不畅,时有胃痛已10年。26岁开始有食后嗳气,胸腹部有不舒畅感,大便不畅,时有胃痛,工作过忙时感发剧痛。经详细检查未发现肠胃内脏有特殊病变,诊断为"神经性消化系统疾病"。每饭后看书报则觉胸腹部发胀,嗳气不畅,不能宁睡,且当天食欲减退,经休息后逐渐恢复胃纳。病发时大便绿色,甚则便秘,病好则大便转见黄色,恢复通畅。查体:体格检查未见异常。经X线检查心肺正常功能,肝胆胃均正常。先针足三里、曲池、支沟、阳陵泉,后悬灸膈俞、胆俞、胃俞各5壮。

复诊:经治疗后症状有所改善,继守原方治疗2次。三诊:自觉嗳气较以前好些,仍有疲倦感。针刺足三里、曲池、支沟、阳陵泉、太冲,灸膈俞、胆俞、胃俞各5壮。四诊时觉嗳气已显著减少,精神较好,守三诊方继治3次而愈。(司徒玲医案)

按语 患者系脾虚气滞,因脾虚不能运化水谷。患者眠差,纳少,有疲倦感,因气机不畅导致气滞,以胸腹部不适、发胀为表现。治疗当以疏肝健脾,针刺足三里、曲池、支沟、阳陵泉,后悬灸膈俞、胆俞、胃俞各5壮。一诊后患者仍有疲倦感,因此增加疏肝治疗,以太冲、阳陵泉、膈俞、胆俞调畅气机。

(二)恶心和呕吐症

1.调神益智治疗呕吐症典型案例

吴某,男,27岁。2009年9月21日初诊。反复呕吐半年余。该患者半年前因学业压力大,劳累过度,情绪抑郁而出现呕吐症状。食后即吐,当时自认为由饮食不节所致,未予治疗,此后每因情绪不畅,即发呕吐。经消化道钡餐造影及胃镜检查无异常，诊断为神经性呕吐，给予西药治疗，具体用药不详，疗效不显。半年以来呕吐之症间断性、反复发作，为求中医针灸治疗，今来我院门诊就诊。现间断性、反复呕吐，时常嗳气吞酸，伴胸胁胀满，胸闷气短，善太息，睡眠欠佳，二便正常。既往健康，无家族史。察其神疲倦怠，面色少华，形体消瘦。胃部触诊无压痛及反跳痛。消化道钡餐造影及胃镜复查亦未见异常，血、尿常规等检查也无异常。舌质红，舌苔薄腻，脉弦。此乃所欲不遂，情志不畅，肝失条达，横逆犯胃，胃失和降，胃气上逆，故而发为本病。治宜调神益智，降逆止呕。

百会、情感区（头针取穴）手法要求捻转稍加提插，由徐到疾，捻转速度达200转/分钟以上，连续施术3~5分钟。腹一区（孙氏腹针取穴）针刺时要求针尖与皮肤表面呈15°平刺，切勿伤及内脏，手法以小幅度捻转为主，不提插，得气为度。完骨、内关、中脘、足三里、三阴交、太冲穴常规针刺，施以平补平泻手法，诸穴得气后使用电针仪，连续波刺激20分钟。每日治疗1次，每次40分钟，2周为1个疗程。针灸6次痊愈。（孙申田医案）

按语　患者每因情志不畅，情绪抑郁诱发呕吐，因此治疗的根本为改善情志影响，以调神益智为主。取头部穴位百会、情感区及腹针的腹一区为主穴，辅以内关、中脘、足三里、三阴交、太冲以和胃降逆。另一方面，手法刺激应以轻柔缓和为主，因该类患者较为敏感，重刺激可造成患者较强的不适感。

2."以痛为腧"治疗呕吐症典型案例

周某，女，40岁，干部。患者经常恶心、呕吐，遇精神紧张、疲劳或接触厌恶气味与景象时多诱发。经多家医院各科会诊诊查，诊断为"精神性呕吐"，原因不明，既往医治无效，故前来针灸治疗。患者平时精神抑郁，今呕吐、嗳气频频，胸闷胁胀，烦闷不舒，睡眠不佳，舌边红，少苔，脉弦，二便正常。诊断为肝气怫郁，横逆犯胃，胃失和降，上逆为吐。乃借鉴按压攒竹治疗呃逆法，并于风池、肝俞、胃俞附近找压痛点，施以较重压按点揉法，每次约15分钟，3次后痊愈。（魏稼医案）

按语　患者的呕吐症状多与精神状态相关，辨证为肝气犯胃，治以疏肝和胃，选取太冲、风池、肝俞以疏肝，胃俞、足三里、内关、中脘以和胃降逆。在风池、肝俞、胃俞附近找压痛点，对压痛点进行点按治疗，效果甚佳。这种对压痛点部位进行治疗的方法多见于王执中的《针灸资生经》，将压痛点视为疾病的反应点进行重点治疗，往往获得较好的疗效。

3.通督调神治疗呕吐症典型案例

杨某，女，19岁，学生。1970年7月10日初诊。以呕吐半年为主诉。患者半年前因精神受刺激后，出现呕吐，吐物为食物或胃液。曾先后到其他医院求治，用大量中西医药物治疗均无效，病情日渐加重，身体逐渐消瘦。今日来我院经胃肠钡餐透视及纤维胃镜检查均未见异常，而求针灸治疗。检查：身体瘦弱，面色浅黄无华，精神疲惫，腹部平软无包块。舌干、乏津，脉细数。治疗以降逆止呕，调中和胃。取内关、中脘、神道、灵台等穴。神道与灵台采用透刺法，每日治疗1次，10次为1个疗程。共针6次，告痊愈。（刘家荫医案）

按语 患者病情与精神状态密切相关，因长期呕吐导致身体消瘦，面色无华，精神疲惫。督脉总督一身之阳气，直接"入脑"并与人体全身经络和脏腑存在广泛的联络，同时督脉也是与脑关系最密切的经脉之一。张建斌等人曾观察了抑郁症患者督脉的压痛区域，结果表明身柱、神道、灵台、至阳和第4胸椎棘突下等处出现压痛的概率最高。医者通过透刺神道、灵台以调神统督阳气，内关、中脘以和胃降逆止呕。

4.疏肝扶胃治疗呕吐症典型案例

白某，男，32岁。患者因反复呕吐而住院治疗，已两个月有余。其症饭后即吐，有时隔1小时而吐。患者生活坎坷，情绪忧郁，睡眠不酣，食欲不佳，上腹部有隐痛。诊得脉来左关弦大，右关细濡，舌苔黄腻，上腹部有轻度压痛。取肝俞、胆俞、脾俞、胃俞、中魁、足三里、行间、内关等穴。先以七星针叩打肝俞、胆俞、脾俞、胃俞，次以米粒大艾炷灸中魁7壮，再以米粒大艾炷灸足三里7壮。余穴用提插补泻法。经针灸治疗1次后，未见呕吐，嘱原方法去中魁，继续间日治疗1次，7次为1个疗程，以图根治。（陆瘦燕医案）

按语 患者系长期忧郁，肝木横逆，更兼思虑伤脾，木乘土位，胃虚而不受纳水谷之气也。所喜饮水能进，亦无腹泻。此邪尚在胃，未下使肠道也。治拟疏肝扶胃。因此取肝俞、胆俞、行间以疏肝，脾俞、胃俞、中魁、足三里、内关以扶胃，灸足三里以补益脾胃。

5.温补脾肾治疗呕吐症典型案例

陈某，男，68岁。患者自诉去年6月出现胃脘疼痛，纳谷不香，呕吐泛酸，得食即痛，痛甚则吐等症，经中西医治疗，疗效不显，呕吐加剧，精神疲惫，遂于今年2月采取支持疗法。治疗7日，全身情况好转，出院回家休养，两个月后可上班工作。20天后旧病复发，神乏怯冷，呕吐更剧，不能进食。取中魁、足三里（均灸），每穴麦粒灸11壮，二穴轮灸。经灸治后，呕吐即止。次日复灸足三里，脘腹温暖舒服，能吃稀粥，脘痛顿减。后以中药调治，食欲渐增，10余日即能起床行走，1个月后可正常工作。（陆瘦燕医案）

按语 患者长期呕吐、精神不振由脾肾阳虚、命门火衰，釜底无薪不能腐熟水谷所致。治疗当以温补脾肾，以麦粒灸重灸中魁及足三里穴，待患者症状显著改善后以中药调之。与针法相比，麦粒灸"以火促通"，与温和灸相比，麦粒灸重在持久温通，适用于疑难病症。

6.宁心安神、和胃降逆治疗呕吐症典型案例

程某，男，16岁，学生。阵发性呕吐3年，加重2天。患者自3年前起，每于考试前后即发生呕吐。发作时烦躁不安，脘胁胀满不舒，微恶风寒，时觉恶心、嗳气，呕吐阵作，甚则吐出黄绿色清稀液体，吐尽则快。做消化道钡餐造影未发现有器质性病变。诊断为"神经性呕吐"。既往用胃复安等药有效。此次发作已有2天，用前药治疗效果不显。检查见患者神清，精神一般，面色淡白，脘腹饱胀无压痛，肝脾胁下未触及，无脑膜刺激征，舌质淡、苔厚微腻，脉弦细。取百会用小艾炷灸90壮，同时针刺足三里、公孙、太冲、大陵，行阳中隐阴法，得气后留针30分钟。施治1次后呕吐立止，仍有恶心、脘胁胀满等不适。此后每日治疗1次，共治3次而诸症消，继治2次巩固疗效，随访1年未复发。（陈少农医案）

按语 该患者起于情志过激，以致心神失宁，肝郁不畅，气机横逆犯胃而吐。久吐则伤及脾胃，脾阳虚衰，不能受纳运化水谷，故治以重灸百会穴以宁心安神，针太冲以疏肝解郁、足三里及公孙以健脾。当患者的多个病因病机以层级关系递进时，以治疗根本病因为主。

（三）嗳气症

疏肝和胃治疗嗳气症典型病案

吴某，女，46岁。反复呃逆1周。1周前因情志不遂，胸闷心烦，食凉饮后致呃逆1周，曾服西药3日无效，呃声频频，逐渐加重，难以自制，脘腹胀满，不思饮食。症见：呃逆，伴胸闷心烦，脘腹胀满。纳可，寐差，大便干结，小便调。神清，苔薄腻、脉弦而滑。针刺取穴：内关、足三里、天突、中脘、太冲、膈俞。取足阳明胃经、足厥阴肝经腧穴为主。操作：患者穴位常规消毒，采用30号毫针，中脘、足三里直刺1.5寸；内关、太冲直刺约

0.5寸；天突先直刺约0.3寸，后将针体贴近颈部皮肤，朝胸骨柄后方向下刺约1.2寸；膈俞向内斜刺约0.8寸。诸穴进针得气后予迎随补泻，留针30分钟，每10分钟行针1次。取耳穴的膈、神门穴行耳针治疗或维生素B₁ 0.5ml穴位注射。（吴炳煌医案）

按语 患者系肝强乘胃，胃气上冲，故呃声连连。病由情志而起，故疾病发作与情志关系密切。肝郁气滞故胸闷心烦，胃失和降则脘腹胀满，不思饮食。舌苔薄腻、脉弦而滑亦为肝气犯胃、气滞痰阻之象，治疗以平肝降气、和胃止呃为主。针刺内关、太冲、天突穴以平肝降气，足三里、中脘、膈俞以和胃止呃。由于病情与情志相关，耳针在治疗情绪相关疾病有着较好疗效，因此增加了耳针治疗，取膈及神门穴。

二、肠道疾病

肠道疾病细分为4类，包括便秘型肠易激综合征、腹泻型肠易激综合征、功能性便秘以及功能性腹泻。针灸疗法对以上4种疾病均有较多的临床治疗经验，现以典型案例的形式对4种疾病进行详细介绍。

（一）肠易激综合征（IBS便秘型）

1. 温阳散寒治疗便秘型肠易激综合征典型案例

乔某，男，71岁。便秘伴有腹部冷痛数年。该患者因年老体虚，数年前出现饮食不多、排便困难，大便两三日一行，服用促消化药物后排便稍畅通。随后逐年感觉胃肠动力不足，食多腹胀严重，且排便困难，所以每餐尽量少食，然仍排便不畅，平时三四日一行。伴有腹部冷痛，不敢食冷饮，腰膝酸冷，四肢不温，小便清长，服用不少药物治疗，具体用药不详，症状至今未见缓解。现排便困难，三四日一行。腹部冷痛，腰膝酸冷，四肢不温，小便清长。既往健康，无家族病史。察其神志清楚，面色淡白，形体适中。语利，双侧瞳孔等大同圆，对光反射存在，眼球各向运动灵活，四肢肌力、肌张力正常，神经系统病理征阴性。腹软，喜揉按，肠鸣音弱，无压痛、反跳痛。舌质淡，舌苔白腻，脉沉迟。以百会、关元、气海为主穴，以天枢、足三里、支沟、命门、大肠俞为配穴。取穴处常规皮肤消毒，采用0.35mm×40mm规格毫针，百会穴手法要求捻转稍加提插，由徐到疾，捻转速度达200转/分钟以上，连续施术3~5分钟。其余腧穴常规针刺，施以补法。诸穴得气后使用电针仪，连续波刺激20

分钟，强度以患者耐受为度。命门、大肠俞施以灸法。每日治疗1次，每次40分钟，1周为1个疗程。（孙申田医案）

按语 此乃患者年老体衰，形体虚弱，下焦阳气衰惫，温煦无权，阴寒内结，肠道传送无力，不能化气布津，故排便艰难，腹中冷痛，四肢不温，腰膝酸冷，小便清长。治宜温阳散寒，润肠通便。因此以百会升举阳气，关元、气海、命门以温阳，同时结合灸法以增加散寒功效。另一方面，医者以对症治疗，选取天枢、足三里、支沟、大肠俞以润肠通便。

2.清热养阴治疗便秘型肠易激综合征典型案例

郭某，女，22岁，学生。自诉大便秘结两年。该患者两年前开始大便不通畅，1周解大便1次，经某医院诊断为习惯性便秘，服用酚酞片（果导）大便即通畅，药一停便秘如常，因学习紧张靠服用药物维持。故暑假来门诊治疗。现症见：大便不通畅，腹部痞满，便则努责，艰涩难下。患者身体健壮，面色红润，神清语明，腹部平坦，肝脾未触及，舌质红，苔微黄，脉象滑实。取天枢、大肠俞、支沟、上巨虚、曲池，针用泻法。每日治疗1次，10次为1个疗程，并嘱其养成定时排便习惯，每日规定去厕所1次。经针刺1个疗程后，每3~4天能排便1次，并排便通畅。（纪青山医案）

按语 因患者身体健壮，面色红润，神清语明，舌质红，苔微黄，脉象滑实，考虑其为阳明热盛，当取阳明经的天枢、上巨虚及曲池以清热养阴，大肠俞和支沟以对症治疗。值得注意的是，该病案还考虑了患者的日常作息，嘱其养成固定的排便习惯。

3.对症通腑治疗便秘型肠易激综合征典型案例

杜某，女，50岁，职工。自诉大便艰涩难排，3~5天1行，至今已2~3年，近数月来间隔7~8日始能排便1次，虽用力努责，仍不通畅，伴纳差，腹胀，苔滑，曾服蜂蜜等润肠，无效。

治以大肠俞、大横、支沟，用提插泻法，每日针1次，每次针后1小时内能排便少量，但逾时就难排便，故嘱其每日规定时间如厕，以配合针治。针至10次，大便已趋正常。（楼百层病案）

按语 考虑患者由肠胃气机郁滞，健运失司，腑气不通，传导功能失常所致，治以通腑泻下，选取了局部近端穴位大肠俞、大横以通腑，支沟穴为治疗便秘的经验穴，同时嘱患者规定如厕作息以增强效果。

4.清热保津、健脾益气治疗便秘型肠易激综合征典型案例

梁某，女，36岁。自诉大便秘结已3年，近5天大便未解。患者现大便秘结3年，3~4日解1次。5天前食辛辣食物后至今大便不通，伴有左下腹部胀满，按之作痛，进食后加重，易饥善食，口干不苦。曾服用导泻药，效果不佳。症见大便不通，腹胀，易饥善食，口干，寐可，小便调。神清，左下腹部压痛，可触及较粗大索条状物，苔黄，脉滑。针刺取穴：上巨虚、条口、丰隆、内关、足三里、公孙、内庭、三阴交。火罐疗法：天枢、中脘穴附近拔罐。手法按摩腹部：双手合"十"，双手快速摩擦至手心温热。右手心紧贴右下腹。左手心叠在右手背，右手缓慢按揉，并缓慢地向右上方推动。右手至右髂前上嵴时，转向上方推按，达到右曲时，转向左侧方向。至左曲时，立即转向左下方，到达左髂前上嵴时，马上向中。至脐眼时，直下至耻骨联合继续推按。1个疗程后，症状基本消失，随访半年无复发。（吴炳煌医案）

按语 患者长期大便秘结，致脾虚气弱，又进食辛辣食物，致肠道积热，津液中干，肠道失润。胃为水谷之海，大肠为传导之官，若肠胃积热、耗伤津液，则大便干结。热积于肠，腑气不通，故腹部胀满、按之作痛；热伏于内，脾胃之热熏蒸于上，故见口干或口臭；苔黄、脉滑为里实之象。因此当选取足阳明胃经、足太阴脾经肘膝关节以下的腧穴清热健脾。治疗方法类比鸡尾酒疗法，应用针刺、拔罐、推拿复合治疗，其中摩腹手法以沿升、横、降结肠走向进行，以帮助恢复结肠的运动节律。

（二）肠易激综合征（IBS腹泻型）

1.温阳健脾、升阳举陷治疗腹泻型肠易激综合征典型案例

1927年，苏州临顿路王翁曰芳，年五十余，患泄泻已四年，日夜五六行。精神困疲，每觉肠鸣腹痛，则急如厕，一泻即止，逾二三时再行。其哲君瑞初与余善，邀余诊治。脉濡细，知为脾气下陷。《内经》所谓"清气在下，则生飧泄"，一切健脾止涩之品，皆以遍服，近用阿胶芙蓉膏暂求一时之安稳，因知非药石可奏效。即为灸关元、天枢、脾俞、百会四穴，各十余壮，竟一次而愈。（承淡安医案）

孙某，女，58岁。以晨间腹痛腹泻两年余为主诉。现患者每日早上6时开始寒战腹痛，随即腹泻5~6次，8时以后诸症消失。检查：舌淡，苔薄白，脉细弱。取足三里、上巨虚、大椎穴治疗。足三里、上巨虚针用补法；大椎用灸法，

悬灸30分钟。每日治疗1次，6次为1个疗程。治疗2个疗程后，寒战、腹痛、腹泻减轻；经过2个疗程治疗，痊愈。（刘炳权医案）

按语 患者年事已高且腹泻持续4年，当属阳气虚衰、脾气下陷。治疗以灸法温阳补虚，取关元、天枢、脾俞、百会以升阳举陷，一诊即愈，取得了非常好的疗效。针对阳虚病人应使用重灸，其疗效非药物治疗所能比拟。在温阳的治则下，大椎穴的应用也能起到很好疗效。灸大椎穴始见于《素问·骨空论》篇："灸寒热之法，先灸项大椎，以年为壮数……"大椎穴为手足三阳经与督脉的交会穴，统领诸阳之气，因此在寒症较重的情况下，临床治疗可以考虑增加大椎穴。

2.温补脾肾治疗腹泻型肠易激综合征典型案例

肖某，男，48岁。两年来天亮前腹泻，伴有便前腹痛，常于晨起前腹泻3~4次。曾服用黄连素、氯霉素、四神丸暂能缓解，但药停即复发。经西医检查为非细菌性腹泻。患者刻下症：纳差，面黄，体倦神疲，腹冷喜暖，腰酸乏力，四肢时有发冷，肝脾未触及，腹痛肠鸣。舌淡苔白，脉象沉细。取中脘、关元、肾俞、天枢、大肠俞、上巨虚，均以补法施术，并加艾条温灸，每日1次。经上穴治疗3次后晨起前便次减少，大便成形，腹痛减轻。两个疗程后告愈，1年后随访未见复发。（徐凤林医案）

刘某，男，19岁，知识青年。以溏泻半年余为主诉，每日便溏3~4次。患者半年来由于水土不服，饮食不节，造成溏泻。起初服药后症状一度好转，但疏于节制饮食，遂经几次反复而演变成慢性泄泻。尤其近2个月来因气候变化病情加重。每日少则溏泻3~4次，多则5~6次，时轻时重，缠绵不断。取气海俞、关元俞、大肠俞、小肠俞埋线治疗，每周埋线1次，每次埋线两穴。埋线治疗2次后，腹痛即明显减轻，埋线4次后腹痛消失，每日仅有软便1~2次，便渐成型。经6次治疗后基本痊愈，患者已恢复体力劳动，体重增加。（王本显医案）

按语 患者每逢天亮前腹泻且伴有腹痛，为"五更泻"，证属脾肾阳虚，运化无权，寒湿下注。治以温补脾肾、固肠止泻。取中脘、天枢、上巨虚以补脾，关元、肾俞以补肾，大肠俞以固肠止泻。郭光丽等人取中脘、太溪、脾俞、肾俞、命门以温补脾肾法治疗腹泻型肠易激综合征取得良好疗效。在本案中，医者在相关背俞穴行埋线治疗对脾肾阳虚型肠易激综合征患者疗效较佳。因此针对路途较远不方便经常来门诊治疗的患者，埋线治疗不失为一种方便有效的治疗手段。

3.健运脾胃、温中化湿治疗腹泻型肠易激综合征典型案例

男，31岁。泄泻反复发作5年，加重1周。5年前因感受寒湿及饮食生冷而泄泻，后反复发作。近1周来每日泻下4~7次，完谷不化，间有黏液。伴左下腹痛，面黄肌瘦，不思饮食。舌淡红，苔薄白而腻，脉缓弱。取章门、天枢、关元、水道、脾俞、足三里，毫针刺，每日治疗1次。治疗两周后诸症皆减，每日大便1次。随访数年未复发。（朱江医案）

按语 患者因感受寒邪，饮食生冷而发为泄泻，其病机为寒滞肠腑。由于长期泄泻，致脾胃虚弱，当治以健运脾胃，温中化湿。取章门、天枢、关元、水道、脾俞、足三里以健脾化湿。考虑患者病因为感受寒邪，治疗若增加灸法可在一定程度上增加疗效。

4.理脾健胃、调健中州治疗腹泻型肠易激综合征典型案例

陈某，女，20岁，演员。自诉腹胀、腹泻，每日大便4~5次，食后即泻，大便为食物不消化便，体重明显下降，体力减弱，不能继续工作，曾经中西医治疗，亦未好转。大便为水样不消化食物，体瘦，面苍白，懒言。肠鸣音亢进，腹微胀，肝脾未触及。取穴分为两组：一组取脾俞、胃俞、大肠俞、三焦俞、肾俞；另一组取天枢、曲池、足三里。两组穴位交替使用，每次留针15~20分钟。一组用捻转补法，两组用捻转补法加灸法。治疗两次后患者感到腹胀、肠鸣均减轻，腹泻每日3~5次，大便为黄色食物不消化便，饮食增加。经1周治疗后腹部不适症状消失，每日大便1~2次，大便为黄色软便。经半月治疗痊愈，其后可正常工作，体重增加，追访半年未再复发，体重增加7千克。（天津中医院针灸科医案）

按语 该患者表现为明显的脾虚症状，然而经中西医治疗并无好转。古典针灸学理论注重部位与症状的关系，例如早期以齿、耳等名称命名经脉。针灸取穴分为近端取穴与远端取穴。该病案中分别取与脾胃相关的局部胸腹和背部腧穴以及肘膝关节以下的足阳明经穴位，获得良好疗效。

5.手太阴肺经治疗腹泻型肠易激综合征典型案例

李某，女，30岁。自诉腹胀、便溏1年。症见手足凉，畏寒，偏头痛，口苦，性情易着急，经前精神不好，白带多，易疲倦，脉滑弦沉，舌胖苔白，舌苔根部有剥脱。选取太白、太渊、气海穴行针刺加特定电磁波谱（TDP）治疗。治疗1次以后便溏有好转，但若饮食不洁会发作，为巩固疗效继治3个疗程，便

溏基本缓解。（王居易医案）

按语　经络诊查为针灸学特有的诊断方法，通过在腧穴部位的审、切、循、按、扪等检查，以发现异常变动的经脉。该病案医者经过经络诊查，发现患者的手太阴经异常，因此选取手太阴的太渊。另一方面，患者辨证为脾虚，因此增加了太白、气海穴以补虚健脾。

6.阿是法治疗腹泻型肠易激综合征典型案例

周某，女，32岁，干部。患者腹泻3年，时轻时重，起病缓，迁延至今未愈。经某医院检查，排除细菌感染性腹泻及溶组织内阿米巴、血吸虫感染。经乙状结肠镜检查，可见大小深浅不等的多处溃疡，有充血、水肿，触之易出血，诊为非特异性溃疡性结肠炎。经反复用药，未能根治。现右下腹隐痛，排便后稍缓解，大便不成形，每日解3~5次，时溏时泄，反复发作。有时泻下物夹少量脓血黏液，气秽，伴轻微里急后重，肛门有灼热感。体温38℃左右，消瘦，贫血，面色萎黄。食纳尚可，食后腹胀，小便黄，心烦口干，常失眠，少气乏力，神倦懒言。舌苔微黄腻，舌质淡红，脉濡数而弱，曾进补气健脾清热化湿之剂加针刺中脘、天枢、足三里、上巨虚、三阴交、公孙诸穴，治20日症无减退，乃转来求医。灸法治疗，于腹部阿是穴，取独蒜头打烂铺其上约0.5cm，上置艾炷点燃，至感灼热去除，每次灸7壮。结合艾条悬灸气海、足三里、天枢等穴，共约20分钟。治3次后症减，续灸10次，诸症基本消失。为巩固疗效，以后每隔2日令自灸1次，共10次而愈。（魏稼医案）

按语　患者经辨证以补气健脾、清热化湿之法针刺中脘、天枢、足三里、上巨虚、三阴交、公孙诸穴无效。因元代医家罗天益《卫生宝鉴》有"虚中有热治验"之说，遂以灸法治疗，以阿是之法局部取穴治疗。当辨证取穴治疗不佳时，临床可考虑结合阿是之法，选取病位之处局部压痛点治疗，往往能得到较好疗效，提示局部选穴在针灸理论中的重要地位。

7.健脾利湿治疗腹泻型肠易激综合征典型案例

张某，女，43岁。自诉大便溏泄偶伴腹痛14年，加重2月。患者14年前因忧思劳累、饮食不节，出现食后腹痛，大便溏泄，尤以进食油腻后为甚，有时大便一日数行，食欲不振。2月前，因偶食油腻，旧症又发，多处医治无效，来我科求治。现症见：患者形体消瘦，呈疲倦面容。查体：右下腹有压痛，腹胀，便常规检查未见红细胞、白细胞。取天枢、大横、水道、归来、外水道、外归来、曲池、上巨虚、内关、水沟等穴常规针刺。复诊：采用上法治疗1周后，腹痛消失；3周后，大便成形；4周后，大便由饭后即排改为日一行；6周后，饮食恢复正常。经2个月治疗，消化功能恢复正常，体重增加，可少量进食油腻而大便正常。（毕福高医案）

按语 经辨证患者属脾虚湿盛，因其忧思伤脾、饮食失节以致湿盛，治疗当以健脾利湿为主，选取天枢、大横、水道、归来、外水道、外归来为主穴。栾彦鹤等人则采用穴位贴敷联合针刺治疗脾虚湿盛型肠易激综合征，获得了较好疗效，其选穴也以腹部腧穴为主。故在治疗此类病症时，腹部腧穴的选取尤为重要。

（二）功能性便秘

1.补气养血治疗功能性便秘典型案例

于某，男，58岁。以排便困难数年为主诉。该患者常年排便困难，大便或数周不通，或七八日行一次，有时虽然便意，但解下困难，排便之时努责乏力，用力则汗出气短，常年依赖开塞露灌肠排便，或口服泻下药以帮助排便，不用则不便。现排便困难，腹无胀痛，虽有便意，但解下困难，平素腹部并无不适感。伴心悸气短，倦怠乏力，平素汗多，饮食尚可。察其神志清楚，面色少华，形体适中，语利。腹软，肠鸣音弱，无压痛、反跳痛。舌质淡，舌苔白腻，脉沉弱。选取百会、天枢、气海为主穴，安眠、支沟、合谷、足三里、照海、太冲为配穴。取穴处常规皮肤消毒，采用0.35mm×40mm规格毫针，百会穴手法要求捻转稍加提插，由徐到疾，捻转速度达200转/分钟以上，连续3~5分钟。其余腧穴常规针刺，补照海泻支沟，余穴施以补法，诸穴得气后使用电针仪，连续波刺激20分钟，强度以患者耐受为度。每日治疗1次，每次40分钟，1周为1个疗程。（孙申田医案）

按语 此乃因患者平素饮食不节，损伤脾胃，运化失司，气血亏虚。气虚则致大肠传导功能减退，糟粕滞留肠道，日久成结，难于排除，发为本病。治宜补气养血，润肠通便。根据辨证，选取百会、天枢、气海穴以调补气血，以安眠、支沟、合谷、足三里、照海、太冲为配穴对症治疗，配伍采取了标本兼治的原则。

2.疏肝理气治疗功能性便秘典型案例

宋某，女，34岁，1976年6月22日初诊。便秘屡发，每与情志有关。三日来欲便不得，伴有嗳气，胸胁痞满，脉弦，舌质如常。此乃气机不和，肠津不行，传导失常，糟粕内停，拟以理气行滞为法。处方：阳陵泉、支沟、内关，均用泻法，留针20分钟，间断行针，1次大便即通。1个月后随访，便秘未再发生。（张文进医案）

按语　患者发病与情志相关，治以理气行滞。其中阳陵泉与支沟疏肝理气、通利三焦，内关为手厥阴心包经络穴，可宽胸理气、调畅情志，诸穴合用方可行气导滞，恢复大肠的传导功能。

（四）功能性腹泻

1.温阳健脾治疗功能性腹泻典型案例

蒋某，男，47岁。自诉腹泻已两年，每日腹泻2~3次、5~6次不等，为稀水及不消化物。四肢无力，纳食无味。患者体瘦，面色萎黄，舌质淡胖，苔薄白，脉濡缓。针取中脘、天枢、足三里、阴陵泉、气海。均加温针3壮，针4次后腹泻减至每日1~2次，大便已成形，但入水即散，仍予上法继治。6次后腹泻止，大便日1次，成形，加脾俞、胃俞、足三里，均温针3壮。共针10次痊愈。随访半年余未复发。（陈作霖医案）

按语　患者脾气虚弱，运化无力，无以升清致使长期泻下稀水及不消化物，进一步导致阳气不足，脾胃虚寒。因此温针灸中脘、天枢、足三里、阴陵泉、气海穴以温阳健脾，后又加背俞穴脾俞、胃俞以增加疗效。根据《内经》理论，五脏之气输注于原穴及背俞穴，治疗五脏疾病应充分考虑背俞穴的选取与使用。

2.太阴、阳明治疗功能性腹泻典型案例

王某，男，41岁。自诉腹泻10余年。患者因食凉饮即引起腹泻，不伴有腹痛。曾经多方诊治，服用药物（整肠生、氟哌酸等）可缓解腹泻症状，但无长期效果。食欲、睡眠均调，余无不适。舌胖苔白，脉滑。经络诊查：手足阳明经、足太阴经异常，病在足太阴经、手足阳明经。（王居易医案）

选用足太阴经、任脉、足阳明经经穴：神阙（灸15分钟）、太白（灸15分钟）、下巨虚（常规治疗）。经1次治疗，症状即消失。3个月后随访，已无症状，饮食生冷亦未发作，属临床痊愈。

按语　本案经络诊查提示手足阳明经、足太阴经异常，因此辨经为病在太阴经、阳明经，取足太阴经太白及足阳明经下巨虚。另一方面，患者长期食凉饮冷，应温阳健脾，因此取神阙穴行灸法治疗。经络辨证及脏腑辨证为两大辨

证方法，经络辨证为针灸学特有的辨证方法，对针灸临床治疗有着重要意义。

3.抑肝扶脾治疗功能性腹泻典型案例

患者女，26岁，2012年2月初诊。自述半年前因工作不顺心情不畅，后发生泄泻，自行服药后效果不佳，仍反复发作。肠鸣，腹痛即泻，泻后痛减，每因抑郁恼怒或情绪紧张而诱发，每天大便2~3次，舌淡苔白，脉细弦。嘱患者仰卧位，放松，取双侧足三里、内关、期门、太冲、肝俞等穴，取单侧耳穴脾、胃、大肠、腹、肝、神门、交感，留针30分钟，每隔1日进行针刺，5次为1个疗程，针刺2个疗程后，患者痊愈，随访半年未复发。（路绍祖医案）

按语　患者因情志不遂，肝气不舒，发为肝气乘脾证，治法当抑肝扶脾，因此取穴以期门、太冲、肝俞等穴来疏肝，内关及足三里穴以调脾，最后辅以耳针以调情志。

4.补肺益气治疗功能性腹泻典型案例

周某，男，41岁，1978年11月4日初诊。自1972年以来，每遇忿怒，腹痛泄泻即作，平素体弱易躁，常感胸胁痞闷，嗳气食少。诊时面色无华，双目充血，自汗恶风，腹痛且泻。舌淡苔薄，脉细弦。明代张景岳谓："凡遇怒气便作泄泻者……此肝脾两脏之病也。盖以肝木克土，脾气受伤使然。"痛责之于肝实，泻责之于脾虚，治当抑木扶土，泻太冲、蠡沟以疏肝理气；补脾俞、足三里以健脾祛湿，四穴相配，补中寓疏，泻肝补脾，调和气机。施治3日，收效甚渺，患者反觉短气、乏力、汗多，脉转细弱，肺虚征象昭然。加太渊、气海、肾俞穴，补纳肺气。翌日，患者汗出减少。2天后，痛泻渐止，继灸神阙、气海益气温阳，体质渐强，至今未发。

按语　初时以抑肝扶脾法治疗后收效甚微，非治疗思路错误，而在于忽略了患者面色无华，自汗恶风的肺虚情况。在疏肝理气、补益脾胃的治疗中，加太渊、气海、肾俞穴，补纳肺气，患者痛泻渐止。

第三节　古今医家经验的比较

对于功能性胃肠病的诊疗，古代与现代针灸治疗大为不同。从整体治疗方法来看，古代主要为灸法（直接灸），取穴以单穴为主，其治疗原则为依据病症与治疗部位的对应关系。赵京生教授对针灸腧穴主治规律的阐述中也认为古代腧穴理论的逻辑和概念体系，与现代针灸理论有较大差异。现代针灸治疗原则以脏腑辨证为主。值得一提的是在治疗肠道疾病中王居易注重辨经络，在取穴较少的情况下以经络辨证为治疗原则取得了较好疗效，提示辨经络在针灸临床应用中的重要性。在治疗方法上，现在应用的治疗方法众多，包括针刺、艾灸、埋线、点按手法治疗等，这与现代针灸工具的发展密不可分。我们以表格的形式展现古代与现代针灸治疗功能性胃肠病的诊疗差异（见表1）。

表1　古代针灸与现代针灸治疗功能性胃肠病的比较

疾病	时期	古代治疗	现代治疗					方法
			治疗原则及选穴					方法
胃与十二指肠疾病	功能性消化不良	灸中脘	治疗原则	疏肝理气		健脾和胃		
			四肢	太冲、行间、中都		足三里、内关、公孙		针刺
			胸腹部	期门		中脘		针刺
			背部	胆俞		脾俞、胃俞		灸法
	嗳气症	灸期门	治疗原则	疏肝		和胃		
			四肢	太冲		足三里、内关		针刺
			胸腹部	天突		中脘		
			背部	膈俞		/		
			头面	耳针取穴		/		
	恶心呕吐症	灸厥阴		调神益智	温补脾肾	疏肝理气	健脾和胃	以痛为腧	
			四肢	内关	中魁、足三里	太冲	足三里、三阴交、内关	/	针刺、灸法
			胸腹部	腹一区	/	/	中脘	/	针刺
			背部	神道、灵台	/	肝俞、胆俞	脾俞、胃俞	肝俞、胃俞附近压痛点	灸法、点按
	恶心呕吐症	灸厥阴	头面	百会、情感区（头针取穴）	风池附近压痛点				针刺、点按

续表

疾病	时期	古代治疗	现代治疗					方法
			治疗原则及选穴					方法
肠道疾病	肠易激综合征（腹泻型）	灸中庭、中脘、神阙、气海等穴	治疗原则	温阳脾肾	健脾利湿	阿是法	取手太阴经治疗	
			四肢	/	足三里、曲池	/	太白、太渊	针刺
			胸腹部	气海、关元、天枢	水道、归来	阿是穴	/	灸法、针刺
			背部	大椎、脾俞、肾俞	大肠俞、三焦俞、胃俞	/	/	埋线、灸法
			头面	百会	/	/	/	灸法
	肠易激综合征（便秘型）	支沟、照海	治疗原则	温阳散寒		清热养阴		
			四肢	足三里		上巨虚、支沟、条口、丰隆、公孙、内庭、三阴交		针刺
			胸腹部	关元、气海		天枢		针刺
			背部	命门		大肠俞		灸法、针刺
			头面	百会		/		针刺
	功能性便秘	支沟、照海	治疗原则	补气养血				
			四肢	支沟、合谷、足三里、照海、太冲				
			胸腹部	天枢、气海				针刺
			背部	/				
			头面	百会、安眠				
	功能性腹泻	灸命门、神阙、天枢、百会等穴	治疗原则	温阳健脾		取手足太阴、阳明经治疗		
			四肢	足三里		太白、下巨虚		针刺、灸法
			胸腹部	中脘、天枢、阴陵泉、气海		神阙		针刺、灸法
			背部	脾俞、胃俞		/		灸法
			头面	/		/		

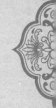

　　根据功能性胃肠病（Functional Gastrointestinal Disorders，FGIDs）罗马Ⅳ分类标准，FGIDs包括食管疾病、胃十二指肠疾病、肠道疾病、中枢介导的胃肠道疼痛病、胆囊和Oddi括约肌疾病、肛门直肠疾病、婴儿/幼儿功能性胃肠病和儿童青少年功能性胃肠病等，共8大类。

　　近年来，FGIDs的针灸临床研究主要集中于其中3大类的5种疾病：胃十二指肠疾病中的功能性消化不良（Functional Dyspepsia，FD），肠道疾病中的肠易激综合征（Irritable Bowel Syndrome，IBS）和功能性便秘（Functional Constipation，FC），以及肛门直肠疾病中的大便失禁（Fecal Incontinence，FI）和功能性排便障碍（Functional Defecation Disorders，FDD）。针灸干预FGIDs的疗效证据目前主要集中在上述5种疾病，这也从侧面反映出针灸疗法针对功能性疾病尤其是FGIDs的独特疗效特点与规律。

第一节　疗效特点与规律

　　荟萃近年最新的临床研究成果，针灸诊疗功能性胃肠病具有以下疗效特点与规律：①不同针灸疗法存在效应区别，②针灸具有远期效应优势，③针灸可以协同改善躯体症状与精神症状，④针灸可以良性调节肠-脑轴。

一、不同针灸疗法存在效应区别

　　针刺（或称手针，Manul-Acupuncture，MA）、电针（Electro-Acupuncture，EA）、温和灸和隔物灸，是目前针灸临床治疗FGIDs应用较多的4种干预措施。

不同的干预措施对不同的FGIDs，尤其是相较于其优势病种的优势亚型，具有各自的疗效特征。

对发病半年以内的亚急性FGIDs，针刺疗法具有起效迅速且疗效稳定的优点。尤其是咽部不适、胃痛、腹胀、泄泻和便秘等疾病或症状，针刺起效速度具有明显优势。对嗳气和呃逆之胃气上逆证、胃痛和腹痛之寒邪客胃证、吞酸嘈杂之肝胃不和证（情志不畅）、腹胀之气虚证和/或气滞证、泄泻之脾虚湿困证、便秘之阳明腑实证等，针刺可以迅速镇痛和缓解症状。多数患者在门诊治疗若干次即可好转或痊愈。

而EA通过不同频率电脉冲的选取，对于多病因未明确而又无器质性病变的慢性（发病半年以上）消化道疾病或症状，具有较好的缓解作用。通过外源性微电流刺激，具有降低肠电的反应面积、胃肠电节律紊乱率、慢波百分比的调节作用。一项EA治疗两类不同亚型出口梗阻型便秘的回顾性分析发现，经EA治疗后，不同亚型出口梗阻型便秘患者的便质、排便频率、排便花费时间、排便费力程度、排便不尽感、肛门坠胀感、腹胀评分及生存质量自评量表评分均较治疗前改善，这说明EA治疗不同亚型出口梗阻型便秘均有确切疗效。由于两类亚型临床特点和发病机制的不同，症状改善也有所不同。排便时间、肛门坠胀感方面，失弛缓型优于松弛型；而在腹痛方面，失弛缓型改善不明显。值得注意的是，在收集的病例中，盆底失弛缓型患者患病时间为（7.6±6.9）年，盆底松弛型则为（9.1±6.9）年。

另一方面，EA的电刺激效应规律仍需要更多的临床试验进一步探索。一项观察EA疏密波与连续波治疗FC临床疗效差异的研究发现，虽然疏密波组与连续波组均能有效改善FC患者的周排便次数、粪便性状分型及排便困难程度，但疏密波组患者在排便困难程度方面的改善优于连续波组，在改善周排便次数、粪便性状方面疗效与连续波组相当。在一项EA和经皮穴位电刺激（Transcutaneous Electrical Acupoint Stimulation，TEAS）治疗重度慢性便秘疗效比较的随机对照试验中，研究者发现EA治疗重度慢性便秘的疗效并不优于TEAS，但是二者均能增加完全自主排便次数和自主排便次数，改善粪便性状，降低排便困难程度，并且疗效可持续24周，安全性均较高，同时两种疗法均能改善患者生存质量。

针刺干预IBS的临床研究方案特点分析显示，针灸治疗IBS常选用足阳明胃经的穴位以及特定穴，常用操作方法为针刺配合灸法。这提示目前针灸临床治疗IBS仍以普通针刺和灸法为主。有Meta分析显示，隔物灸法在有效率上优于中西药物对照组［RR=1.23，95%CI（1.15，1.33）］，由此研究者认为隔物灸治疗IBS优于常规中西药物治疗组。另一份Meta分析发现，针刺组随访3个月复发率小于西药组［OR=0.22，95%CI（0.12~0.41）］（P<0.01）。从有效率而言，隔物灸最佳，而控制复发率方面针刺明显优于常规西药。

一项电温针疗法治疗IBS-D的临床研究显示，治疗前后电温针组和EA组内对比均有显著性差异，可认为电温针和EA均有效。治疗后，用IBS病情严重程度调查表（IBS Sgmptom Severitg Scale，IBS-SSS）评价疗效，组间对比差异有统计学意义，可认为电温针在改善IBS症状方面疗效优于EA。用健康调查简表（Medical Outcomes Studg Short-Form 36，SF-36）评价疗效，在生理功能、躯体疼痛、活力、社会功能、精神健康这5个方面组间对比差异有统计学意义，可认为电温针在治疗腹泻型肠易激综合征时对于改善患者以上方面疗效要优于EA，且治疗后的疗效比较差异也有统计学意义。故较之EA，电温针在治疗腹泻型肠易激综合征上疗效更佳，更有利于患者症状的缓解和生活质量的提高，值得在临床上推广和应用。

在FC的针灸临床试验中，则体现出不一样的疗效特点。一项以温针灸为主治疗FC的临床疗效观察中，研究者发现温针灸在改善便秘患者临床症状方面优于EA组，温针灸组首次排便时间明显短于EA组。由此认为温针灸可有效改善FC临床症状，在缩短排便时间方面临床疗效优于EA治疗。针刺作为FGIDs的常规针灸干预之一，能够满足多数不同FGIDs疾病的不同亚型，都能够产生一定的治疗效果，其疗效并不低于常规西药。在一份针灸治疗IBS临床研究特点的分析中，对纳入的53篇文献分析发现，针灸治疗IBS常取天枢、足三里、上巨虚、三阴交、中脘、太冲、大肠俞等穴位，针灸方法最常用的是针刺疗法，亦常配合艾灸。常用特定穴为背俞穴、五输穴、募穴等，而辨证治疗较少，其中常用分型为脾肾阳虚、肝脾不和、脾胃虚弱等，在常规刺激部位（腧穴）的选择上，足阳明胃经腧穴以及特定穴位的使用频次最高。该观点与一份稍早的FD亚型疗效差异随机对照试验的回顾性分析结果相吻合。研究认为餐后窘迫综合征（Postprandial Distress Syndrome，PDS）患者对针灸治疗反应较好，特别是选用胃经特定穴位时。针刺对PDS的积极治疗作用与餐后饱胀感的改善有关。

同一疾病往往具有若干亚型。例如IBS，根据粪便性质特点和排便次数，可以分为腹泻型（IBS with Predominant Diarrhea，IBS-D）、便秘型（IBS with

Predominant Constipation, IBS-C)、混合型（IBS with Mixed Bowel Habits, IBS-M)、未分型（IBS Unclassified, IBS-U) 4种亚型。目前针灸临床研究较多集中于IBS-D。尤其是灸法，因温热刺激具有"温通""温补"的效应刺激属性优势，多被应用于泄泻之脾胃虚寒证，该证与IBS-D存在部分症状和病理变化上的相似性。另有较多的肝郁脾虚型的腹痛、腹泻，在针灸临床中较多运用EA或针刺治疗，疗效较佳。在一项分析针刺干预对不同亚型便秘疗效差异的临床研究中，研究者发现针刺组、假针刺组和常规西药（使用伊托必利）组在PDS亚型间的总体反应率和症状评分的改善方面存在显著差异，而在上腹痛综合征（Epigastric Pain Syndrome, EPS）亚型之间则无此差异。这表明针刺仅对膳食相关的FD症状有效。

以上不同针灸疗法治疗FGIDs，疗效呈现出明显的差异性。目前尚无法作出全面而精准的效应规律结论。但是可以肯定的是，仍然需要针灸临床医生根据患者的基础状态，包括生理和心理（情志）特点，在缺少器质性病变的诊断"盲区"进行整体性的把握。对于起病较急、诱因明确的实证或虚实夹杂证，我们建议以针刺为主选取足阳明经、任脉（腹部）腧穴为主进行治疗。对于起病较缓、迁延不愈或反复发作的虚证，我们建议使用中低频连续波为主的EA进行更长周期的干预。有学者提出，患者的中医诊断、医生的偏好和患者的个人特征（超出诊断范围）会影响治疗的实施，尤其是中医诊断结论似乎会影响针灸疗效。但从另一个角度来看，这些治疗方法整合了实用的、个体化的和疾病特异性相关的治疗手段，并考虑了治疗的共性和多样性。

二、远期效应稳定

针刺治疗FGIDs的疗效具有良好的远期效应。远期效应的维持，与靶组织或靶分子的种类直接相关。已有较多临床和基础研究表明，针刺疗法与艾灸疗法能够在较大程度上调节、较广范围内调动这些与疗效相关的靶组织和靶分子，依赖内源途径获得稳定的远期效应。

常规FGIDs药物治疗靶点的受体位置主要集中于肠嗜铬细胞、肠上皮细胞、肠道平滑肌细胞、肠神经元、肥大细胞和免疫细胞等。治疗靶点受体性质主要包括5-羟色胺（5-HT）受体、生长抑素受体亚型2（SST2），毒蕈碱受体亚型3（M3），2型氯通道（ClC-2），囊性纤维化跨膜传导调节蛋白（CFTR），鸟苷酸环化酶C（GC-C），回肠胆汁酸转运体（IBAT）等。针对特异性靶点器官和靶点受体的药物疗法，往往无法兼顾包括分子标记物在内的因内环境失稳导致的复杂病理变化，因而无法稳定、持续地发挥治疗作用。这一观点已经得到了越来越多的针灸临床和基础研究的证据支持。而针灸疗法的效应持续期一般长于常规药物，也应当是源于整体调节的根本性优势。

以常规针刺为例，其起效部位并非仅局限于腹腔内，实际上通常包括了若干解剖层次（组织）：皮肤、浅筋膜、脂肪（滑囊韧带等）、肌肉（肌纤维、肌腱等）、深筋膜，甚至胃肠道黏膜组织等。在这些起效部位的单独或联合作用下，针刺疗法的临床疗效远大于单一的靶器官、组织的靶受体、靶分子。因此，往往在相同的治疗周期和治疗频率下，针刺疗效能够持续存在的时间长于常规用药，针刺达到药物相同预期疗效（主要和/或次要）结局指标所消耗的时间明显较短。另一方面，以常规针刺为代表的针灸疗法治疗FGIDs效应部位主要是胃肠道，并非经过胃肠道的药物代谢动力学转运和分子生物学转化利用，这在起效途径和作用方式上就凸显出了针灸疗法的自身固有优势。

FGIDs的特点之一是症状容易反复发作，而诱因不甚明确。患者接受长期治疗（药物或非药物），尤其是未达到一定疗效预期后，极易产生负面情绪，包括焦虑、抑郁、恐惧、失望，甚至愤怒。而这些负面情绪，对患者本身FGIDs的控制与治疗效果是尤为不利的。因为这不仅延长和加剧了FGIDs的病程和症状严重程度，而且可能对患者日常精神状态产生较大影响。相较于其他治疗方案，针灸干预方案具有时效期相对较长的效应特点。而这种持续性治疗效果能够通过多种途径，与中枢神经系统进行交互影响（Cross-talk），发挥协同调节精神情志的作用。由此我们认为，针灸治疗FGIDs的稳定远期效应对于维持患者情绪平稳、增加治愈信心、客观认知和评价自我症状等方面，都具有重要意义。

最近的一项临床观察发现，针刺可以有效治疗IBS-D，缓解患者的临床症状，提高生活质量，并且有一定远期疗效。治疗组为常规针刺，总有效率为82.5%，明显优于对照组（口服匹维溴铵）的57.5%。两组患者治疗6周、18周后IBS-SSS评分均明显降低，IBS专用生活质量量表（Irritable Bowel Sgndrome Quality of Life，IBS-QOL）评分均明显增高，而治疗组评分改善情况均明显优于对照组。一项观察EA治疗FC的近期和远期疗效研究发现，EA治疗不仅能改善排便频率、缩短排便周期，还能起到软化粪便坚硬度、缓解排便困难的作用。通过对比患者各时间段便秘患者生活质量量表（PAC-QOL）的评分，发现EA治疗对患者生活质量产生积极影响。研究者由此认为，针刺治疗具有长期效应，能在一定时间内持续，患者能够长期获益。与药物（普芦卡必利）相比，针刺疗效稳定且具有长期获益的优势，值得在临床中推广应用。

当然针灸疗法治疗FGIDs远期效应优势的临床研究仍需进一步深入。针灸疗法治疗FGIDs长期效应稳定的临床特点，已有较多临床研究提出相关证据。如果能够提供更多和更全面的FGIDs治疗后期随访，那么针灸疗法的远期收益将更加明确，从而在此基础上进一步探索针灸干预FGIDs的量-效关系临床规律。

三、协同改善躯体症状与精神症状

有专家认为中医疗效来源于大量的临床经验，因此临床疗效观察大多作为针刺临床科研的第一步，初步观察其疗效及安全性。在此基础上，可通过随机对照试验进行穴方优化选择，得到疗效最好、临床最容易操作的规范化治疗方案。进一步采用与安慰剂对照的优效性随机对照试验证明针刺的净治疗效应；针对不同类型疾病，可选择与"金标准治疗"对照的非劣效性随机对照试验，以明确针刺的临床应用价值。应当指出，针灸疗法作为一种体表物理刺激，其疗效的产生与协同和持续，具有多维度和多方面"复合效应"的特点。在"净"疗效之外，我们需要审慎辨明与针灸疗法物理干预效应本身相关联的其他疗效规律。针灸疗法治疗FGIDs时获得的精神症状协同改善，为我们思考和深入开展该命题提供了一个很好的切入口。

目前的临床研究，主要将胃肠道相关躯体症状作为主要结局指标进行观察。在FC的相关研究中，多采用持续性完全自主排便（Complete Spontaneous Bowel Movements，CSBMs）、自主排便（Spontaneous Bowel Movements，SBMs）为主要结局指标；大便黏度和张力（Stool Consistency and Straining）、生活质量（Quality of Life，QOL）、大便均质性（Stool Consistency）、便秘指数量表（Constipation Assessment Scale，CAS）、排便时的紧张程度（the Degree of Straining During Defecation）以及不良事件（Adverse Events）等为次要结局指标。在FD的相关研究中，多采用消化不良症状完全缓解（Complete Absence of Dyspeptic Symptoms）、消化不良症状缓解（Adequate Relief of Dyspeptic Symptoms）为主要结局指标，Leeds消化不良问卷（Leeds Dyspepsia Questionnaire，LDQ）、Nepean消化不良指数（Nepean Dyspepsia Index，NDI）等评分为次要结局指标。在IBS的相关研究中，IBS视觉模拟量表（Visual Analogue Scale for IBS，VAS-IBS）、Bristol粪便形状量表（Bristol

Stool Form Scale，BSFS）、每周排便频率（Weekly Defecation Frequency，WDF）作为主要结局指标等等。另外值得关注的是，IBS患者穴位疼痛阈值的变化与病情变化密切相关。也有部分研究重点关注了患者精神情绪相关指标的变化，如采用汉密尔顿焦虑量表（Hamilton Anxiety Rating Scale，HAMA）和汉密尔顿抑郁量表（Hamilton Depression Rating Scale，HAMD）、Beck抑郁量表（Beck Depression Inventory，BDI）、状态-特质焦虑量表（State-Trait Anxiety Inventory，STAI）等评估针灸治疗后患者精神情绪的变化情况。

　　几乎所有试验结果都提示，在针灸疗法的积极干预下，患者的焦虑、抑郁评分指数显著下降。在与精神情志因素密切相关的IBS中，这种疗效特点更明显。无论是针刺、EA还是灸法，针刺在改善FGIDs的同时，能够对相关人群的情绪和精神状态起到很好的调节与稳定作用。这种良性调节与胃肠道症状的改善是同步的，呈现出生理-心理高度联动的特点。

　　FD与情绪障碍关系密切，临床上多联合抗焦虑抑郁药和心理干预治疗。而近年来针灸治疗FD已被列入I级针灸病谱。一项"从肝论治"FD针灸疗法进展的综述研究认为，针灸不仅可缓解FD患者的临床症状，还可有效改善抑郁患者的状态评分。督脉灸法治疗IBS-D具有良好的临床疗效，能改善患者的焦虑、抑郁状态，效果优于常规针刺治疗。一项脐灸疗法治疗肝郁脾虚型IBS-D患者的临床观察发现，脐灸疗法疗效优于匹维溴铵片，可以改善患者情志，且复发率较低。一项EA治疗严重性FC的临床研究发现，EA治疗后两组患者的自主排便次数均高于治疗前；EA治疗后的自主排便次数高于对照组；治疗后，两组患者SDS与SAS评分均较治疗前降低；但观察组治疗后SDS评分及SAS评分低于对照组，差异均有统计学意义。将患者的便秘情况与情志进行相关性分析，发现两者存在相关性（r=0.623，p<0.05）。故认为EA治疗严重功能性便秘，可使患者自主排便次数明显增加，排便困难评分也显著下降，便秘对情志的影响也降低。便秘的良好治疗效果可以有效改善患者的情志状况。

　　目前较多学者认为，相较于常规药物和针刺疗法，艾灸疗法的优势是其良好的抗焦虑和抗抑郁作用。这一点是其他FGIDs常规疗法所不具备的独特优势。越来越多的随机对照试验已经为此提供证据。从刺激性质来看，灸法以局部热刺激为主要干预因素，而针刺属于纯机械刺激。从作用面积（区域范围）来看，灸法远大于针刺。灸法的局部热刺激能够通过局部效应、远部效应和全身效应发挥治疗疾病的作用。这些效应涉及到广泛而多层次的神经-内分泌-免疫网络，调动肠－脑轴、HPA轴等。当以胃肠道症状为主要结局指标，评价艾灸结合针刺对FGIDs的疗效时，往往能够收获远高于预期的临床受益。暂不考虑评价指标的地区性误差和相对波动，以及不同研究团队对于不同结局指标评定的主观偏倚和系统误差等因素，不难发现针灸疗法的"情志效应"是客观存在的。这与近年来"生理－心理－社会"模式的疾病发生与预后评估趋势相契合，也明确反映出中医针灸经典理论中的整体观念。西医学对于个体情绪与精神疾患的关注非常深入而细致，在临床评价体系中存在多种多样的量表和评分机制。典型代表之一是汉密尔顿抑郁量表和汉密尔顿焦虑量表，但目前西医学的相应干预措施疗效并不尽如人意。为数众多的抗焦虑抗抑郁药物，或物理治疗、认知疗法等，仍存在副作用繁杂、疗效不稳定、费用高昂等短板。相比较而言，针灸临床的优势愈发显著。

四、良性调节肠－脑轴

胃肠道和中枢神经系统（CNS）的双向信号机制，包括内脏传入肠－脑信号调节的中枢处理以及中枢应激和情绪环路的输出信号，深刻影响着胃肠道运动、肠黏膜屏障和免疫功能。心理－社会因素通过中枢性情绪唤起环路的输出从而影响肠道功能，"肠－脑对话"即自主神经系统和应激激素系统之间的作用和联系，而针灸疗法针对肠－脑轴功能紊乱引起的FGIDs具有良性调节效应。

肠－脑轴的心理过程和精神心理"共病"，除了影响从肠－脑通路到内脏传入过程的调节，还通过肠－脑通路输出影响着胃肠道功能的多个方面。应当说，针灸疗法临床效应规律也是基于此生理病理过程。胃肠道动力、免疫或屏障功能的改变，相应地影响到内脏传入信号。具体来说，大脑情绪唤起环路，可以影响到自主神经系统的输出（交感/副交感神经系统的平衡），以及应激激素系统（HPA轴），这两个系统进而影响到胃肠道功能的各个方面。情感运动系统，包括情绪唤起环路的关键性皮层下节点，如下丘脑、杏仁核和中脑导水管周围灰质（Periaqueductal grag，PAG），在这些过程中起到关键作用。促肾上腺皮质激素释放因子（Corticotrophin-Releasing Factor，CRF）传送系统在中枢（在迷走神经运动背核、下丘脑和杏仁核水平）和外周（在胃肠道/肠神经系统水平）均发挥重要作用。

肠－脑轴是在大脑和肠道之间的双向神经体液交通系统，机体在生理状态不断有传递稳态信息的信号通过传入神经（脊神经和迷走神经）和体液肠－脑通路传递给大脑。它是广泛的整合稳态感知信号系统的重要部分。内脏传入信号是在稳态传入网络中到达大脑进行处理（脑干的感觉相关核团、丘脑、前扣带皮层、岛叶后部），通过情绪唤起蓝斑、杏仁核、前扣带回膝下皮层和皮层调节神经环路（前额叶皮质、岛叶前部、膝旁前扣带皮层）来整合和调节。这些情绪唤起皮质调节环路的主要区域是以自上而下的方式投射到脑干区，如PAG和延髓头端腹外侧区（rRVM），继之下行投射到脊髓背角，即调节疼痛传导区域（下行调节系统）。这些环路是（内脏）疼痛认知和情绪调节的生物学基础。这一调节系统的功能紊乱可能使得生理性刺激被人体感知为疼痛或不愉快感（即痛觉过敏或常说的内脏高敏感），可导致慢性疼痛和（或）不适——FGIDs的特征性症状。这些构成了"FGIDs是肠–脑信号传导和整合调节障碍"的概念模型基础。

由此不难理解，肠–脑双向调节的变化是认识心理–社会因素在FGIDs病理生理和症状产生中的基础。而稳态传入、情绪唤起和皮质调节大脑网络是FGIDs大脑功能紊乱的可能部位，也是改变（内脏）疼痛感知和心理调节的生物学基础。FD患者在脑干背侧、岛叶前部和小脑的自发神经活动与健康对照有明显区别。这表明FD患者不仅存在对内脏疼痛刺激的异常大脑反应，还存在静息态的异常大脑活动和连接，这些异常至少有部分原因是与伴发的焦虑和抑郁相关。Zhou等发现部分FD患者的脑白质束成像与健康对照不同，而这些差异大部分要归因于伴发的焦虑和抑郁。在2016年出版的《罗马Ⅳ：功能性胃肠病/肠–脑互动异常》（ROME Ⅳ：Functional Gastrointestinal Disorders/Disorders of Gut–Brain Interaction）一书中将脑肠互动的重要性提升到新的高度。目前FGIDs针灸临床研究已经有不少成果与之相呼应。

梳理针灸调节胃肠系统功能与中枢核团关系的研究进展发现，中枢核团参与针灸调节胃肠系统功能的作用机制研究，已成为近年来的研究热点。针灸对胃肠功能的调节涉及杏仁核、室旁核、蓝斑核、中缝大核、迷走神经背核等脑区，其中与边缘系统脑区关系最为密切。但目前研究多停留在动物实验阶段，对涉及核团的相互作用研究较少，中枢核团对针灸调节胃肠功能的主次关系尚不清晰。因此引入更先进的脑功能成像技术，从脑区功能异常角度观察中枢核团与针灸调节胃肠功能的相关性，可成为下一步研究的重点。临床研究中，已经有较多的成果为该观点提供例证。

早期在IBS-D艾灸镇痛的临床研究中通过fMRI观察到，不同脑区对隔附子饼灸干预存在差异性效应。艾灸可以改善IBS-D患者的症状和生活质量，还可以降低直肠敏感度。直肠扩张至100ml时前额皮层（PFC）和前扣带皮质（ACC）的激活在艾灸后消失。一项比较EA与温和灸对IBS-D患者改善效果的随机对照试验发现，两组治疗后结肠黏膜5-HT、5-HT$_3$受体、5-HT$_4$受体表达均明显降低，艾灸组5-HT表达明显降低。最后，艾灸组患者经150ml结直肠扩张刺激后，双侧岛叶皮层（IC）、PFC脑区活性体素值降低，而EA组仅PFC脑区活性降低。另一项类似的试验发现，改善IBS-C部分最具侵入性症状方面，EA比温和灸更有效。而与温和灸组相比，EA组在腹胀、排便次数、排便困难、大便特征等方面有较大改善，HA针刺和HAMD评分均显著降低。150ml结肠扩张刺激时EA组ACC、右侧IC、PFC脑区活性体素值降低。以上3项临床研究表明，EA与灸法可能通过调节不同脑区功能发挥临床效应。

　　与此同时，也有研究发现不同穴位临床疗效虽然相似，而脑反应却相对不同。对感觉传导区域（脑干、丘脑）和内脏调节区域的影响可能是不同穴位治疗FD的共同机制，对某些情绪或认知相关区域（如前额叶皮层）的调节可能是由于不同穴位之间的电位差。一项对比EA与隔附子饼灸治疗克罗恩病（Crohn's Disease，CD）疗效差异的随机对照试验发现，患者人脑局部功能一致性（ReHo）水平在皮质区明显升高，皮质下区明显降低，二者之间的耦合性降低。两种干预均降低了克罗恩病活动指数（Crohn's Disease Activity Index，CDAI），提高了肠炎疾病量表（Inflammatory Bowel Disease Symptom Inventory，IBDQ）评分，并使皮层和皮层下区域的ReHo值正常化。而多个皮层区域的ReHo变化与CDAI评分下降显著相关。由此研究者认为，EA组和灸组的几个皮层下区ReHo变化与CDAI降低相关。EA与隔附子饼灸均能改善CD患者的皮质-皮层下耦合，但EA调节稳态传入神经网络，而隔附子饼灸主要调节大脑的默认神经网络。一项EA治疗IBS-C的临床疗效观察发现，EA能够显著改善IBS-C患者的临床症状，提高患者生活质量，且具有一定远期疗效。EA也能够降低IBS-C患者血浆降钙素基因相关肽（Calcitonin Gene-Related Peptide，CGRP）、血管活性肠肽（Vasoactive Intestinal Peptide，VIP）水平，良性调控异常分泌的脑肠肽，研究者推测这可能是EA缓解内脏高敏感性、提升胃肠动力的作用途径之一。

　　从代谢组学的视角审视针灸疗法的效应规律是一个值得关注的研究领域。隔药灸脐法治疗脾虚型IBS效应的临床研究发现，两组患者治疗前后的尿样代谢谱均发生了明显变化。两组共同变化较为显著的是色氨酸代谢、组氨酸代谢、精氨酸代谢、胆汁酸代谢。隔药灸脐组还调节了儿茶酚胺类代谢物、大麻素代谢物、酪氨酸代谢物。这些代谢物涉及到体内的氨基酸代谢、神经递质代谢等过程。由此认为，两组治疗脾虚型IBS均有显著疗效，而隔药灸脐法调节的代谢物质更多，影响代谢的趋势更有利于抑制内脏高敏感性，改善肠道神经、免疫、内分泌网络的失调状况，缓解脾虚型IBS患者的临床症状，提高其生活质量。国内有研究者将心理疏导干预引入围绝经期妇女IBS-D的隔物灸治疗周期中，收到了较好的临床疗效。该研究与稍早的IBS-C隔物灸联合心理疏导临床随机对照的研究结果相契合。

第二节　功能性胃肠病的推荐针灸治疗方案

目前临床研究的方案评价多以循证医学为基础，系统地评价其有效性及安全性。对于推荐针灸治疗的方案及方法，我们从循证医学的角度，整理了针灸治疗功能性消化不良及肠易激综合征的治疗方案，根据不同的证据等级，由高到低进行排序。

一、功能性消化不良的推荐针灸治疗方案

方案名称	证据等级	腧穴/部位	操作方法
循经远端取穴法	1b（★★★★★）	冲阳、丰隆、足三里、梁丘	上述穴位直刺进针，进行捻转、提插，行平补平泻手法，以得气为度。于穴位或刺激点旁开3~4mm处选取一点作为辅助针，用HANS-200A韩氏穴位神经刺激仪进行穴位刺激，选用疏密波，频率2Hz/100Hz，电流强度0.1~1.0mA，以患者耐受为度。留针30分钟，5次为1个疗程，疗程之间间隔2天，连续治疗4个疗程，共治疗20次
俞募配穴法	1b（★★★★★）	胃俞、中脘	胃俞沿脊柱方向斜刺0.5~0.8寸，中脘直刺1~1.5寸。进行捻转、提插，行平补平泻手法，以得气为度。于穴位或刺激点旁开3~4mm处选取一点作为辅助针，用HANS-200A电针仪的两个电极分别连接在穴位点针灸和辅助针之上（该电针仪不分正负极），两个电针夹不相互接触。打开电源开关，选择"经针"模式，取疏密波，频率2Hz/100Hz，电流强度0.1~1.0mA，以患者能耐受为度。留针30分钟，5次为1个疗程，疗程之间间隔2天，连续治疗4个疗程，共治疗20次

续表

方案名称	证据等级	腧穴/部位	操作方法
常规针刺方案	2a（★★★）	中脘、足三里、内关、合谷、胃俞、脾俞、太冲、气海、关元、天枢	气海针刺时施用补法，使针感放射至脐上方，局部有重胀抽动感为佳；中脘穴以长针深刺，使胃部重胀抽动，当针感向下传导时即停止，可缓缓出针；天枢、关元亦深刺之，令针感向下传导，其余穴位施以平补平泻法。进针后患者有酸、沉、胀、麻感，医者针下有沉紧感为得气。留针30分钟，中间行针1次。每日治疗1次，10次为1个疗程。休息2天，继续下一疗程，共治疗3个疗程
合募配穴法	2b（★★）	足三里、内关、天枢	垂直进针，平补平泻，提插捻转至患者得气后，内关和足三里穴接电针刺激15分钟；天枢穴留针但不接电针刺激
经皮电刺激法	2b（★★）	足三里、梁门、太冲、脾俞、胃俞、肝俞	选用低频治疗仪，仪器参数：脉宽10ms，频率100Hz，刺激持续时间10秒，刺激间歇时间3秒，刺激量20~25mA，最大反馈刺激量40mA。患者取卧位，以95%乙醇溶液对患者穴位局部脱脂，将不干凝胶电极贴片（直径3cm）贴于穴位，电流强度以穴位局部有明显抽动或患者能耐受为宜，在治疗过程中可根据患者的感觉或抽动的显著程度随时适量增加电流强度，治疗30分钟。每日2次，将选用的穴位分为两组，上午取第①组穴位，下午取第②组穴位，10天为1个疗程，疗程之间休息2天，再进行下1个疗程，3个疗程后观察疗效
穴位埋线法	2b（★★）	中脘、天枢、足三里	取腹部及下肢穴位时，嘱患者取仰卧位，而取背部穴位时患者取坐位。穴位皮肤常规消毒，以1%利多卡因溶液在穴位处分别做浸润麻醉，形成局部约1cm直径的皮丘。将00号铬制羊肠线（0.8~1cm）装入经消毒的9号腰穿针（针芯尖端已磨平）前端内，腹部及背部的穴位在局部下方向上平刺，下肢穴位直刺，每个穴位进针约1.0~1.2寸（膈俞斜刺0.5~0.8寸），行提插捻转法得气后，边推针芯边退针管，使羊肠线埋入穴位皮下，线头不得外露，消毒针孔，外敷无菌敷料，胶布固定24小时。每周治疗1次，共治疗3个月。配穴：肝胃不和证，加肝俞；脾胃虚弱证，加脾俞；脾胃湿热证，加三焦俞；胃阴不足证，加三阴交；胃络瘀阻证，加膈俞（除中脘穴外均双侧取穴）

二、肠易激综合征的推荐针灸治疗方案

电温针法	2a（★★★）	百会、神庭、天枢、关元、上巨虚、足三里、神门、少海、内关	选择合适针具常规进针，得气后予捻转平补平泻法。在得气基础上，天枢（左侧）、关元、足三里加温针灸。其余穴位百会、神庭一组，天枢（左侧）、关元一组，上巨虚、足三里一组，神门、少海、内关交替使用。加电针时只连接一组即可。脾胃虚弱者灸三阴交，脾肾阳虚者灸肾俞、命门，肝郁脾虚者电针太冲，电针组不行温针灸，其余治疗同电温针组。每日治疗1次，周日休息，共治疗4周
针刺法	2b（★★）	百会、印堂、太冲、天枢、足三里、上巨虚、三阴交	百会平刺，进针约0.5~0.8寸；印堂向下平刺，深度约0.3~0.5寸；天枢直刺，进针1~1.5寸；足三里、上巨虚及三阴交均直刺，深度在1寸左右。采用捻转提插平补平泻法，四肢部穴位以局部感觉酸麻重胀为度，腹部穴位以有向四周放射感为佳，留针30分钟。每周治疗3次，共治疗6周
督脉灸法	2b（★★）	督脉脊柱段	以75%酒精棉球自上而下沿脊柱及膀胱经常规消毒3遍。在消毒部位涂抹姜汁并适当搓热，而后将宽10cm，长40cm的桑皮纸覆盖在上面，桑皮纸的中央对准督脉。把姜蓉铺在桑皮纸中央，要求姜蓉底宽10cm，高2.5cm，顶宽2.5cm，长度为大椎至腰际。在姜蓉上均匀铺一层5年陈艾，厚约1cm，宽2.5cm。点燃长条艾绒的起点、中点和终点位置，当患者感到灼热时，可适当将桑皮纸上移，待灼热感缓解再继续灸艾，直至艾绒烧完。每周治疗1次，每次重复上述操作3次，共治疗4周
脐灸法	2b（★★）	神阙	令患者仰卧位，充分暴露脐部（神阙穴），用75%酒精棉球在脐中央周围常规消毒。在脐孔处填满药饼（8~10g，药饼组成：白术2g、陈皮1g、白芍1g、防风2g、五倍子1g、吴茱萸1g、丁香1g、冰片0.2g），然后再用艾炷（直径1.5cm，高2.0cm）置于药饼之上，灸1小时。灸治完成后，药饼留置脐中24小时，医用胶布固定，24小时后自行揭开，用温水清洗脐部。每日治疗1次，每周治疗5次

第六章
针灸治疗功能性胃肠病的相关机制

第一节　脑－肠互动：针灸通过脑－肠轴
介导调节胃肠功能

　　"脑－肠轴"概念于20世纪80年代提出，指肠道局部机制与中枢神经系统之间的双向联系，这种相互作用对保持肠道内稳态至关重要，脑－肠轴神经环路包括了中枢神经系统、肠神经系统及自主神经系统。动物实验研究表明，针灸疗法通过纠正脑－肠轴紊乱，调节脑肠互动平衡来治疗功能性胃肠病。

　　迷走神经传入纤维的信号输入大脑可激活下行抑制通路，从而影响脊髓传入纤维的信号输入。迷走及脊髓传入神经纤维的信号通过脑干核团及中脑传递至大脑皮质，最终形成感觉的强弱和其在身体上的定位。脑和脊髓存在中枢可塑性，通过放大上行的疼痛信号及减弱下行疼痛抑制系统的作用会造成中枢敏化，促进了功能性胃肠病患者疼痛的发生。电针足三里穴改变了脊髓背角和孤束核当中与胃相关神经元的放电频率，抑制了相关神经元。Lee等通过在胃及足三里穴区分别注入霍乱毒素及伪狂犬病毒来标记神经通路，发现中枢神经系统存在二者的共同标记。进一步的研究也表明在IBS大鼠模型上，电针能够下调脊髓水平上谷氨酸受体的表达，改善内脏痛敏反应。以上的动物实验研究表明针灸可通过影响中枢神经系统从而调控胃肠功能。

　　传统观点认为上消化道系统主要受迷走神经调控，迷走神经传入纤维传递来自上胃肠道的感觉信息，谷氨酸作为其主要神经递质，将感觉信息传递给孤束核神经元。孤束核神经元整合这些内脏感觉信息，然后传递到更高的中枢，如室旁核及相邻的迷走神经运动背核神经元。迷走神经运动背核的神经节前副交感神经元通过乙酰胆碱与烟碱相互作用，调节节后神经元的兴奋和抑制作用。神经节后神经元将乙酰胆碱释放到兴奋性毒蕈碱受体上，或将抑制性非胆碱能、非肾上腺素能神经递质如一氧化氮释放到胃平滑肌上。下消化道系统，包括结肠、直肠，主要受盆腔自主神经的调控，近端结肠通过腰内脏神经接受胸腰椎脊柱神经的支配。相反，远端结肠接受腰内脏神经和骶骨盆神经双重脊柱神经的支配。其中骶副交感神经通路包括支配黏膜下丛的节前神经元及浆膜丛的神经元，骶副交感神经的支配仅涉及结直肠的运动功能，以调节排便。而针灸能够通过自主神经调控胃肠，Sato 等人发现针刺腹壁能够抑制胃运动，而刺激四肢部能够兴奋胃运动。进一步研究发现，针刺腹部穴位能够增加胃交感神经活动而对迷走神经影响不明显，而针刺四肢部穴位能够增加胃迷走神经活动而对交感神经影响不明显。切断支配胃的内脏大神经则会消除针刺腹部抑制胃运动的效应，相反，切断支配胃的迷走神经则会消除针刺四肢部促进胃运动的效应。另一方面，针刺还可以通过激活盆腔神经调控结直肠运动。Iwa 等观察到电针大鼠足三里穴能够促进远端结肠的运动，使用阿托品或切除直肠外来神经的支配，可以消除足三里促进远端结肠运动的效应。Liang 等进一步发现电针上巨虚与天枢穴能够通过影响胆碱能神经元和抗胆碱能神经元来调节结肠运动。

值得注意的是，针刺还能对肠神经系统产生影响。Du 等研究发现，电针足三里可通过胶质细胞源性神经营养因子和 PI3K/AKT 信号通路诱导大鼠肠道神经元的再生。Xu 等发现针刺调节慢传输型便秘的作用机制与肠神经系统有密切关系，包括神经节细胞、神经丛、神经递质和肠神经系统的主要感觉神经元受体 TRPV1 等。Liang 等人通过研究不同肠段肠神经蛋白基因产物 9.5（PGP9.5）和一氧化氮合酶的表达，发现电针上巨虚（ST37）能够部分恢复肠神经功能，改善肠运动功能障碍。此外，电针足三里（ST36）可以通过 SCF/c-kit（干细胞因子）恢复 Cajal 间质细胞数量，促进糖尿病患者的胃运动；Liu 等研究发现电针足三里可以修复胃肠功能损害大鼠的 Cajal 间质细胞形态异常和数量减少。因此，针刺腹部和下肢部腧穴，可以通过调节中枢神经系统、自主神经系统、肠神经系统而改善胃肠道功能。

第二节　神经免疫连接：针灸通过神经－免疫
对话调节胃肠内环境

　　肠道神经元参与先天免疫与适应性免疫，免疫细胞可以针对神经递质受体表达发挥作用，而神经元或神经表达也可反向针对免疫介质受体发挥作用，这是神经－免疫相互作用的基础。研究发现，自主神经系统都可以影响免疫反应。目前已证实，迷走神经传入及传出纤维都是神经免疫轴的关键部分，如迷走神经本身能够控制炎症，迷走神经刺激可以治疗炎症性肠病（IBD），而交感神经通过肾上腺素能受体介导抗炎作用，交感神经切除术后小鼠因结肠组织中去甲肾上腺素浓度显著降低，可出现结肠炎、结肠水肿和过量结肠细胞因子产生的临床症状。交感神经系统通过肾上腺素能 $\beta 2$ 受体来抑制核因子 κB（NF-κB）的活性，通过激活靶基因RICTOR和PI3K/AKT信号通路传导来调节单核细胞活化，恢复急性腹膜炎模型小鼠肠道组织的功能。最新的研究发现，肠神经系统和背根神经节的伤害感受器可通过产生抗菌肽（AMP）和调节病原体进入的限制位点来促进肠道屏障功能。

　　针灸疗法可以通过激活迷走神经及交感神经达到抗炎的目的。研究发现，电针（EA）能明显降低促炎因子的增加水平，迷走神经切断术可以减弱或消除EA的作用。胆碱能抗炎通路是EA抗炎作用的主要机制之一。在病理炎症模型中，电针通过激活节后交感神经活动来减弱炎症反应；然而，在脂多糖诱导的内毒素血症动物模型中，EA能够抑制外周交感神经活动并增加迷走神经活动。因此，电针通过与神经－免疫系统对话，影响自主神经活动达到抗炎作用。研究发现皮肤穴位（区）中嘌呤受体（P_2受体）和瞬时感受器电位香草酸受体（TRP）在艾灸效应的启动环节发挥了重要作用，参与机体疼痛、炎性反应的发生和发展，包括在IBS动物模型上，这种调节效应发生在"神经－内分泌－免疫"网络的各个环节。

第三节　下丘脑－垂体－肾上腺轴（HPA）
应激与功能性胃肠病

　　目前普遍认为，大脑与肠道间双向功能的异常会在IBS的发病中存在一定的作用。正常状态下，HPA的激活可以导致肾上腺皮质释放因子（CRF）从下丘脑室旁核（PVN）释放到垂体门脉系统，作用于垂体，促进肾上腺皮质激素（ACTH）释放，进入体循环，促进肾上腺皮质合成和释放皮质醇，升高的皮质醇会造成HPA的负反馈，抑制CRF的释放，而IBS患者存在着HPA调节障碍，出现如皮质醇水平升高、HPA对应激源反应过敏等。

大量研究表明，针灸可以通过调整HPA的异常状态改善应激状态。Zhang等发现，吗啡能够增强下丘脑CRF和血浆ACTH的水平，而EA能够拮抗其作用，提示了电针对HPA的调节作用；Lee等通过刺激内关穴抑制慢性反复注射皮质酮（CORT）诱导的抑郁大鼠模型中低活化HPA的症状；Park等发现，连续7天电针神门穴降低了母体分离大鼠血浆中CORT和ACTH的水平；Eshkevar等发现电针预处理可以防止下丘脑-垂体-肾上腺轴（HPA）的慢性应激增加，该电针效应与糖皮质激素受体阻断剂效应相似。在IBS患者身上，针刺通过调节HPA，下调血清CRF、ACTH、CORT水平，促进分泌型免疫球蛋白A（SIgA）分泌，改善患者肠道功能及精神状态。

因此，针灸治疗功能性胃肠病可能通过"神经-免疫连接"，从脑-肠轴及下丘脑-垂体-肾上腺轴发挥作用（图5），其明确机制有待进一步研究。

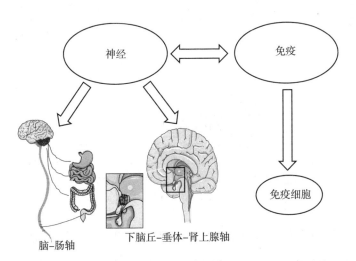

图5 针灸通过"神经-免疫互作"，分别作用于脑-肠轴及下丘脑-垂体-肾上腺轴调节胃肠功能

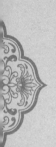

第七章
儿童功能性胃肠病的防治

与成人功能性胃肠病相比，儿童功能性胃肠病包含更多的症状表现与组合，不同症状表现与年龄关系密切。在婴幼儿时期主要包括婴儿反胃、腹绞痛、排便困难、功能性腹泻等，多是正常生长发育过程中的伴随现象（图6）。

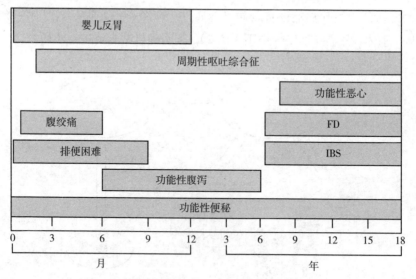

图6 儿童患者不同年龄易患的功能性胃肠病（来源于罗马Ⅳ标准）

儿童功能性胃肠病的诊断参照罗马Ⅳ标准，与成人相似（详见第二章），针灸医生应尽快通过患儿症状对照罗马Ⅳ标准明确诊断。患儿由于自身身心发育不成熟，面临学业压力、家庭环境影响均易导致心理应激，诱发功能性胃肠病。在首诊过程中，医者应注重对患儿及家属的心理辅导，对患儿应表现出尊重、理解、关心、共情等积极的态度，减少不必要的反复的实验室检查，以免增加痛苦；对患儿家属应进行科学宣教，指导家长改善家庭关系，改进教养方式，减轻患儿的学习和生活压力。

针灸治疗小儿厌食症、小儿腹泻、小儿消化不良有着较好疗效，减少了药物使用和副作用。

一、针灸治疗小儿厌食症

1.方案一

取足三里、三阴交、建里、脾俞、胃俞等穴位，采用平补平泻法轻刺激不留针（能配合治疗的儿童予留针30分钟），腹侧和背侧穴位可交替使用。每日治疗1次，1个月为1个疗程。

2.方案二

取四缝穴，即第2、3、4、5指掌面，近端指间关节的横纹中点，即四缝穴处，局部消毒后，用三棱针迅速刺入0.2mm，挤出黄白色黏液。隔日治疗1次，直到针刺后不再能挤出黄白黏液为止。

3.按语

《温病条辨·解儿难》中认为小儿脏腑娇嫩，脾胃薄弱，气血未充，筋骨未坚，又因小儿为纯阳之体，在生长发育过程中需要大量的营养物质，而脾胃运化功能尚未健全，因此"脾常不足"为小儿的生理特点。治疗原则为健脾和胃，故选取足三里、三阴交、建里、脾俞、胃俞等穴位调理脾胃功能。四缝穴名首见于《奇效良方》："四缝四穴，在手四指内中节，是穴用三棱针出血，治小儿猢狲劳等证。"现代医家使用四缝穴治疗小儿脾胃疾病，为特效穴。

二、针灸治疗小儿腹泻

1.方案一

常采用以下腧穴。

①上肢：内关、曲池、手三里、合谷。

②下肢：足三里、内庭。

③腹部：中脘、天枢、关元、气海。

④背部：三焦俞、气海俞、大肠俞、小肠俞、肾俞。

小儿针灸多数不易配合，经常会发生啼哭挣扎，施术者必须手法熟练，迅速下针，一般针刺不宜过深，以不留针为宜。

2.方案二

艾灸治疗：医者将左手食指、中指分别放在肚脐的上下方，艾条距皮肤3cm左右，艾灸5~8分钟，以皮肤红润为度，以免发生皮肤灼伤。

3.按语

小儿腹泻主要由于感受外邪、内伤乳食及脾胃虚弱等所致，治疗原则以调理先后天之本为主，补肾调脾。取足三里、中脘、天枢、关元、气海、三焦俞、气海俞、大肠俞、小肠俞、肾俞等穴位。在治疗前辨别寒热，热证加取曲池、合谷、内庭等穴，寒者以温灸治疗，取肚脐附近穴位为主。

三、针灸治疗小儿消化不良

1.方案

以中脘、天枢为主穴，以肩髃、足三里为配穴，备用关元、曲池、合谷。身热者泻合谷或曲池，寒泻者灸关元穴（用温和灸）。主穴每次只用一穴，虚甚者必配肩髃。施针时多以捻转为主，不留针。

2.按语

《普济方》云："积有奶积、食积、脾积、实积、虚中积，小儿五积为脏气不行，聚积一处不动，故曰积。凡有积滞，须辨虚实，虚则补之，实则泻之。"《小儿推拿广意》云："小儿所患积症，皆因乳哺不节，过食生冷坚硬之物，脾胃不能克化，积停中脘。"因此小儿消化不良多与饮食不节，脾胃虚弱有关，治疗当以健脾为主。取中脘、天枢为主穴，辨虚实寒热，热证泻阳明、曲池、合谷，寒证补关元。小儿皮肤娇嫩，治疗手法宜轻柔和缓，不留针。

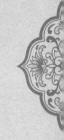

第八章

功能性胃肠病的日常管理与护理

功能性胃肠病包含了胃、十二指肠以及肠道的众多疾病分型和临床症状，其特殊性决定了日常疾病管理与护理的重要性。与器质性胃肠病相比，功能性胃肠病多与情志影响相关，伴随着焦虑、抑郁等症状。临床上，针灸医生给予患者治疗后，应注重提醒和帮助患者做好日常的管理与护理。

一、饮食调护

功能性胃肠病患者表现出多种临床症状，如恶心、呕吐、腹部不适等，因此应更加注重日常饮食。整体上应保持较清淡的饮食，减少酒精、咖啡等刺激性食品的摄入。值得注意的是，恶心和呕吐症患者应谨防食物过敏，研究表明食物过敏可引发症状和加重病情。针对不同的功能性胃肠病患者应采取个体化的日常管理和护理。①对于胃食管反流患者，嘱其各餐勿食过饱，以免增加胃内压力，从而减轻胃食管反流；勿食碳酸饮料和刺激性食物，以免降低食管括约肌张力，从而减轻胃食管反流；增加粗纤维类食物的摄入，以保证大便通畅，降低腹压，以减轻胃食管反流；增加蛋白质类食物的摄入，以增加食管括约肌张力，减轻胃食管反流。②对于功能性消化不良患者，嘱其各餐勿食过饱，减少摄入不易消化的食物，以减轻胃肠压力。③对于肠易激综合征患者，嘱其减少摄入生冷辛辣等刺激性食物，减轻胃肠道应激，保持营养均衡摄入，以防过分限制饮食导致的营养不良。④对于功能性便秘患者，嘱其增加粗纤维类食物的摄入，养成定时排便的习惯。限制摄入易产气食物，以免引起胀气和便秘等不适症状。

二、心理疏导

功能性胃肠病患者多表现出不同程度的抑郁与焦虑症状，尤其是长期患病的患者。除了在治疗过程中注重调神之外，医者仍需注重与患者的交谈，引导其消除不良情绪，向患者普及所患疾病的相关知识，增强健康宣教，让患者正确面对功能性胃肠病，增强患者的治疗信心。如抑郁焦虑症状较重，及时推荐患者于医学心理科就诊。

三、日志与量表

让患者以日志的形式记录下每天的作息，如每天的饮食、起居情况等，增强患者的自律性。以量表的形式评价患者的生活质量，及时把握患者疾病的发展动态，同时在心理层面体现对患者病情的关心程度。医者要同时对患者精神状态和胃肠症状两方面进行评估，推荐使用汉密尔顿抑郁量表和胃肠症状中医证候量表（表2、表3）。

表2 汉密尔顿抑郁量表（HAMD-24）

病情或治疗阶段	第　周	第　周	第　周
1.抑郁情绪			
2.有罪感			
3.自杀			
4.入睡困难			
5.睡眠不深			
6.早醒			
7.工作和兴趣			
8.阻滞			
9.激越			
10.精神性焦虑			
11.躯体性焦虑			
12.胃肠道症状			
13.全身症状			
14.性症状			
15.疑病			

续表

病情或治疗阶段	第 周	第 周	第 周
16.体重减轻			
17.自知力			
18.日夜变化（早）			
18.日夜变化（晚）			
19.人格和现实解体			
20.偏执症状			
21.强迫症状			
22.能力减退感			
23.绝望感			
24.自卑感			
总分			

表3 胃肠疾病中医证候评分表

证候	无（0分）	轻（3分）	中（5分）	重（7分）	治疗前	治疗后
胃脘痞满						
胃脘疼痛						
胸胁疼痛						
少腹胀痛						
纳差						
食后腹胀						
早饱						
多食易饥						
烧心或灼热感						
呃逆						
泛酸						
恶心呕吐						
嗳气						
反胃						
口苦或黏						
喜冷饮						
口干舌燥						

续表

证候	无（0分）	轻（3分）	中（5分）	重（7分）	治疗前	治疗后
口渴不欲饮						
口吐清涎						
口臭						
咽部梗阻感						
全身及四肢困重						
大便溏稀						
大便干燥						
里急后重						
便血						
四肢无力						
四肢不温						
畏寒怕冷						
精神疲乏						
烦躁易急						
失眠多梦						
总分						

参考文献

［1］李军祥，陈喆，李岩.功能性消化不良中西医结合诊疗共识意见（2017年）［J］.中国中西医结合消化杂志，2017，25（12）：889-894.

［2］中华中医药学会脾胃病分会.肠易激综合征中医诊疗专家共识意见（2017）［J］.中医杂志，2017，58（18）：1615-1620.

［3］张建斌，王玲玲.抑郁症患者督脉脊柱段压痛点分布的临床研究［J］.江苏中医药，2007（03）：16-18.

［4］赵京生.腧穴主治共性规律的表达［J］.中医杂志，2019，60（24）：2075-2078+2102.

［5］刘未艾.从脑肠轴途径探讨隔药饼灸对FGIDs肝郁脾虚模型大鼠胃肠动力障碍和感觉异常影响的作用机制［D］.湖南中医药大学，2013.

［6］朱文莲.电针不同经穴对肠易激综合征模型大鼠脑肠轴相关神经肽的影响机制［D］.北京中医药大学，2012.

［7］吴焕淦，翁志军，刘慧荣，等.基于免疫相关性疾病的艾灸镇痛与抗炎免疫研究［J］.世界中医药，2016，11（12）：2505-2514+2520.

［8］梁世杰.调神健脾针刺法对腹泻型肠易激综合征患者下丘脑—垂体—肾上腺轴的影响［D］.南京中医药大学，2017.

［9］赖根宏.温针灸为主治疗功能性便秘临床疗效观察［D］.广州中医药大学，2015.

［10］邹洋洋，丁曙晴，叶菁菁，等.电针中下髎治疗出口梗阻型便秘87例［J］.中国针灸，2019，39（05）：562-564.

［11］曾玉筱.电针和经皮穴位电刺激治疗重度慢性便秘疗效比较—随机对照试验［D］.中国中医科学院，2019.

［12］段多喜，周思远，郑倩华，等.针灸治疗肠易激综合征的临床研究特点分析［J］.针灸临床杂志，2017，33（04）：47-50.

［13］邓多喜，郭奎奎，谭洁，等.针刺治疗腹泻型肠易激综合征临床研究的Meta分析［J］.中国针灸，2017，37（08）：907-912.

［14］张建斌，王玲玲，吴焕淦，等.艾灸温通温补概念的内涵分析［J］.中国针灸，2012，32（11）：1000-1003.

［15］毛文姣.针刺治疗腹泻型肠易激综合征40例临床研究［J］.江苏中医药，2019，51（09）：63-65.

［16］戴元蔚.电针治疗功能性便秘的近期和远期疗效观察［D］.南京中医药大学，2016.

［17］杨丽娟，王晓信，李彬，等.针刺对肠易激综合征患者穴位痛阈的影响［J］.上海针灸杂志，2018，37（09）：1030-1036.

［18］杜元灏.现代针灸病谱［M］.北京：人民卫生出版社.2009.525.

［19］黄海琼，方芳，翟一新，等.督脉灸治疗腹泻型肠易激综合征临床研究［J］.新中医，2019，51（09）：241-243.

［20］李浩，周颖，李镇，等.脐灸疗法治疗腹泻型肠易激综合征肝郁脾虚证30例临床观察［J］.中医杂志，2018，59（23）：2034-2036.

［21］黄凯裕，梁爽，胡光勇，等.局部热刺激的生物学效应与艾灸温通原理［J］.针刺研究，2015，40（06）：504-509.

［22］李春静，马玉侠.基于代谢组学的隔药灸脐法治疗脾虚型肠易激综合征机制研究［J］.中华中医药杂志，2019，34（07）：2969-2972.

［23］曾芳.循经取穴治疗功能性消化不良的临床疗效评价及中枢响应特征研究［D］.成都中医药大学，2010.